Carina Lüke | Anja Starke |
Stephan Sallat | Katharina Albrecht

Sprachentwicklungsstörung

Ein Ratgeber für Eltern und pädagogische Fachkräfte in Kita und Schule

RATGEBER

für Angehörige, Betroffene und Fachleute

Carina Lüke | Anja Starke |
Stephan Sallat | Katharina Albrecht

Sprachentwicklungsstörung

Ein Ratgeber für Eltern und pädagogische Fachkräfte in Kita und Schule

Bibliografische Information der Deutschen Bibliothek
Die Deutsche Bibliothek verzeichnet diese Publikation in der Deutschen Nationalbibliografie; detaillierte bibliografische Daten sind im Internet über http://dnb.ddb.de abrufbar.

Besuchen Sie uns im Internet: www.skvshop.de

1. Auflage 2024
ISBN 978-3-8248-1329-2
eISBN 978-3-8248-9878-7

Mollweg 2, D-65510 Idstein
Vertretungsberechtigte Geschäftsführer:
Dr. Ullrich Schulz-Kirchner, Martina Schulz-Kirchner
Titelfoto: © lithiumphoto – Adobe Stock
Piktogramme: www.flaticon.com
Lektorat: Doris Zimmermann
Umschlagentwurf und Layout: Petra Jeck, Susanne Koch
Druck und Bindung: Plump Druck & Medien, Rolandsecker Weg 33, 53619 Rheinbreitbach
Printed in Germany

Inhalt

Wir danken Christine Rusch herzlich für die Unterstützung bei der Erstellung des Ratgebers, insbesondere der Abbildungen, welche sie mithilfe der kostenlosen und frei nutzbaren Icons von www.flaticon.com angefertigt hat.

Einführung

Der Spracherwerb von Kindern ist faszinierend! Innerhalb einer sehr kurzen Zeit werden Kinder zu Expert:innen für die Sprache(n) in ihrer Umgebung. Sie verstehen, was wir als Eltern oder Bezugspersonen zu ihnen sagen, und sie können immer besser ihre Wünsche und Bedürfnisse mitteilen oder uns ihre Erlebnisse berichten. Später kommen in der Schule Fähigkeiten in Schriftsprache, Bildungssprache, Fachsprachen und Fremdsprachen hinzu. Kinder, die zum Schuleintritt über gute sprachliche Kompetenzen verfügen, erreichen bessere Bildungsabschlüsse. Sprache ist so ein wichtiger Schlüssel für Teilhabe und Partizipation in Bildung und Gesellschaft.
Eltern oder pädagogische Fachkräfte in Kita und Schule sind also zurecht besorgt, wenn sich in der Entwicklung der sprachlichen Fähigkeiten und Kompetenzen ihrer Kinder Auffälligkeiten, Verzögerungen oder Störungen zeigen. Für sie soll dieser Ratgeber eine Orientierung und Hilfe sein.

Kommunikation und Sprache

Kommt ein Kind auf die Welt, ist es zunächst von der Fürsorge und Zuwendung seiner Eltern und weiterer Bezugspersonen abhängig. Die Erfüllung grundlegender Bedürfnisse nach (körperlicher) Nähe, Unversehrtheit und Nahrung stehen im Zentrum der Aufmerksamkeit. Daran anschließend beobachten Eltern oft fasziniert den erstaunlichen Verlauf der Sprachentwicklung, bei der sich diese kleinen Wesen innerhalb weniger Jahre eine Vielzahl an sprachlichen Fähigkeiten aneignen und sich immer selbstständiger mitteilen und ihre eigene Sicht auf die Welt ausdrücken können. Um die Sprachentwicklung besser verstehen zu können, gilt es zunächst Sprache zu definieren und von anderen Bereichen abzugrenzen:

Sprache ist definiert als ein System von Symbolen, Regeln und Konventionen, das verwendet wird, um Bedeutungen zu vermitteln. Sie ist ein grundlegendes Werkzeug der menschlichen Kommunikation, welches uns ermöglicht, unsere Gedanken, Ideen, Emotionen und unser Wissen auszudrücken und zu verstehen. Sprache kann oral-auditiv, gestisch-visuell und schriftlich-visuell genutzt werden (Abb. 1). Die Betrachtung des Erwerbs und der Verwendung von Sprache umfasst dabei sowohl die **Produktion** eigener Äußerungen in unterschiedlichen Sprachen (z. B. Lautsprache, Gebärdensprache, Schriftsprache, Fremd- und Fachsprache) als auch das **Verstehen** dieser Sprachen.

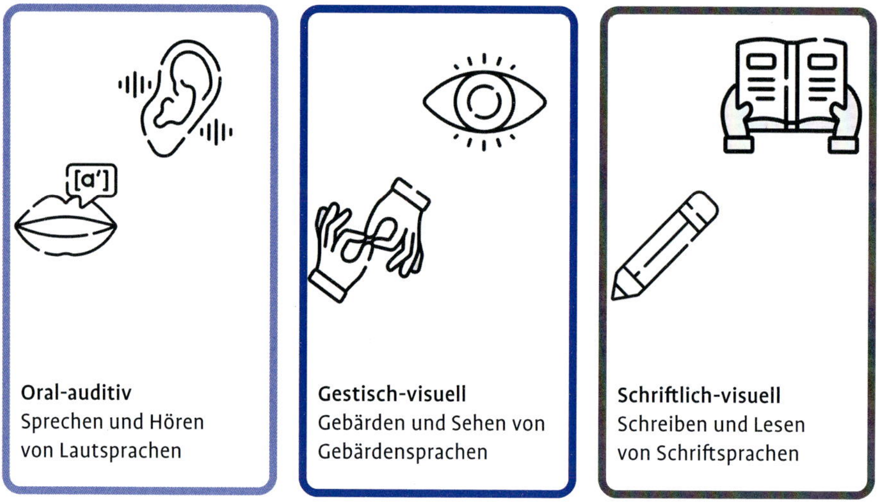

Abb. 1: Sprachsysteme

Sprache ist für das weitere Verständnis von Spracherwerb, Sprachverarbeitung und Sprachentwicklungsstörungen begrifflich abzugrenzen von Sprechen, Stimme, Redefluss und Kommunikation. Wir können den kindlichen Erwerb und die Verarbeitung für jeden dieser fünf Bereiche separat betrachten und jeder dieser Bereiche kann bei Kindern und Erwachsenen Störungen aufweisen.
Insbesondere **Sprache** und **Sprechen** werden im alltäglichen Gebrauch oftmals gleichgesetzt, sie bezeichnen jedoch verschiedene Aspekte menschlicher Interaktionen. Im Gegensatz zum bereits ausgeführten Sprachsystem bezeichnet das **Sprechen** den konkreten Prozess der Lautsprachproduktion, also „das Aussprechen von Sprache". Hierbei muss beispielsweise darauf geachtet werden, in welchen Positionen sich Zunge, Lippen und Kiefer befinden bzw. welche Muskelbewegungen vollzogen werden müssen, um von einer Position in eine andere zu wechseln, um die gewünschten Laute und Wörter zu produzieren.

Die **Stimme** hingegen ist das körperliche Instrument, das wir nutzen, um Sprache und andere Klänge zu erzeugen. Mithilfe unserer Stimmbänder werden diese Klänge und die Lautsprache hervorgebracht und durch Feinabstimmungen in ihrer Lautstärke und ihrer Klangfarbe (Prosodie) moduliert. Auf diese Weise kann Gesprochenes verschiedene Stimmungen wie beispielsweise fröhlich oder müde ausdrücken und verschiedene Absichten wie beispielsweise eine Frage anzeigen. Frauen und Kinder haben in der Regel eine hohe Stimme, Männer aufgrund des Stimmbruchs eine tiefere Stimme.

Der **Redefluss** bezieht sich wiederum auf den Fluss und die Geschwindigkeit, mit der Worte und Sätze ausgesprochen werden. Eine flüssige Rede ist gekennzeichnet durch eine kontinuierliche und natürliche Sprachproduktion (Sprechen von Lauten, Wörtern, Sätzen) ohne unnötige Verzögerungen, Unterbrechungen oder Wiederholungen.

Kommunikation ist als übergeordnetes Konzept zu begreifen, welches den Austausch von Menschen (oder auch anderer Lebewesen) betrachtet. Kommunikation umfasst sowohl **verbale** (sprachliche) als auch **nonverbale Modalitäten** wie die Gebärdensprache, spontane Gesten, Gesichtsausdrücke und auch die Körperhaltung. Wie passend oder unpassend eine Kommunikation bewertet wird, hängt vor allem von situativen Faktoren, wie beispielsweise dem Ort, an dem etwas gesagt wird, ab. So ist es zum Beispiel in den meisten Familien völlig in Ordnung, wenn ein kleines Kind auf die Frage eines Elternteils, ob das Essen schmeckt, antwortet: „Nein, das schmeckt ekelig". Die gleiche Antwort, geäußert durch eine erwachsene Person im Restaurant, würde hingegen als unhöflich und unpassend bewertet werden.

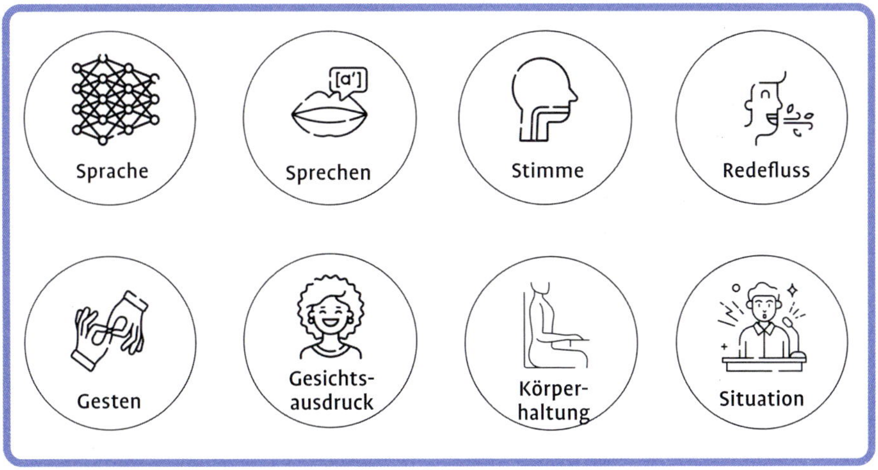

Abb. 2: Kommunikation

Die Bedeutung von Sprache für die kindliche Entwicklung

Die Bedeutung von Sprache ist für uns Menschen zentral und vielfältig. Sie umfasst sowohl kognitive als auch soziale Aspekte.
Zum einen ermöglicht uns Sprache, komplexe Gedanken und Ideen zu formulieren und auszudrücken. Wir können abstrakte Konzepte, Emotionen und Erfahrungen vermitteln, die ansonsten nur schwer zu erklären wären. Sprache hilft uns auch dabei, Informationen zu organisieren und zu strukturieren, was unser Denken und unser Gedächtnis unterstützt.
Zum anderen dient Sprache als Instrument der sozialen Interaktion. Durch die Verwendung von Sprache können wir Beziehungen aufbauen, Freundschaften schließen, unsere Gefühle ausdrücken und Empathie zeigen. Sprache ermöglicht uns, unsere Identität und Zugehörigkeit zu bestimmten Gruppen auszudrücken und zu kommunizieren.

In diesem Sinne ist der Aufbau sprachlicher Fähigkeiten für die gesamte Entwicklung von Kindern zentral:

1. **Sprache fördert die kognitive Entwicklung:** In Interaktionen mit anderen Menschen entwickeln Kinder ihre Sprach- und Denkfähigkeiten. Sie lernen, wie man Informationen organisiert, Zusammenhänge herstellt und Probleme löst. Die Entwicklung des Sprachsystems beeinflusst die Entwicklung des Gedächtnisses positiv.
2. **Sprache fördert die emotionale Entwicklung:** In Interaktionen lernen Kinder ihre eigenen Emotionen und die von anderen zu verstehen und auszudrücken. Sie können ihre Bedürfnisse und Wünsche mitteilen und im Austausch mit ihrem Gegenüber lernen, wie man Konflikte löst.
3. **Sprache fördert die soziale Entwicklung:** Sprache ermöglicht Kindern, Beziehungen zu anderen aufzubauen und zu pflegen. Durch das Sprechen bzw. Gebärden und Zuhören bzw. Zusehen lernen sie, wie man Freundschaften schließt, Empathie zeigt oder gemeinsam ein Ziel erreicht.
4. **Sprache fördert die schulische Entwicklung:** Kinder, die am Ende der Kindergartenzeit und zum Schulanfang einen größeren Wortschatz haben, über gute grammatische Kenntnisse verfügen und Sprache gut in Laute und Silben zerlegen können, haben bessere Chancen in der Schule erfolgreich zu sein. Sie lernen leichter Lesen und Schreiben und können später auch komplexe Texte und Aufgabenstellungen besser verstehen. Deswegen sind sie in der Schule erfolgreicher und erreichen höhere Bildungsabschlüsse als Kinder mit einer geringen Sprachkompetenz.
5. **Sprache fördert die berufliche Entwicklung:** Eine gute Sprachkompetenz ist auch im späteren Leben von entscheidender Bedeutung und hat einen positiven Einfluss auf den Erfolg im Beruf, da sie die Fähigkeit zur Kommunikation, Zusammenarbeit und Problemlösung steigert.

6. **Sprache fördert die gesellschaftliche Teilhabe:** Sprachliche und kommunikative Fähigkeiten erleichtern und ermöglichen es Kindern, Jugendlichen und Erwachsenen in verschiedenen Lebensbereichen teilzuhaben bzw. andere teilhaben zu lassen. Dies erstreckt sich auf das soziale Umfeld (z. B. Spielplatz, Einkaufen), die Familie (z. B. Austausch mit Eltern und Geschwistern), den institutionellen Kontext (z. B. Kindergarten, Schule, Arbeit) und Freizeitaktivitäten (z. B. Hobbys, Vereinsmitgliedschaften).

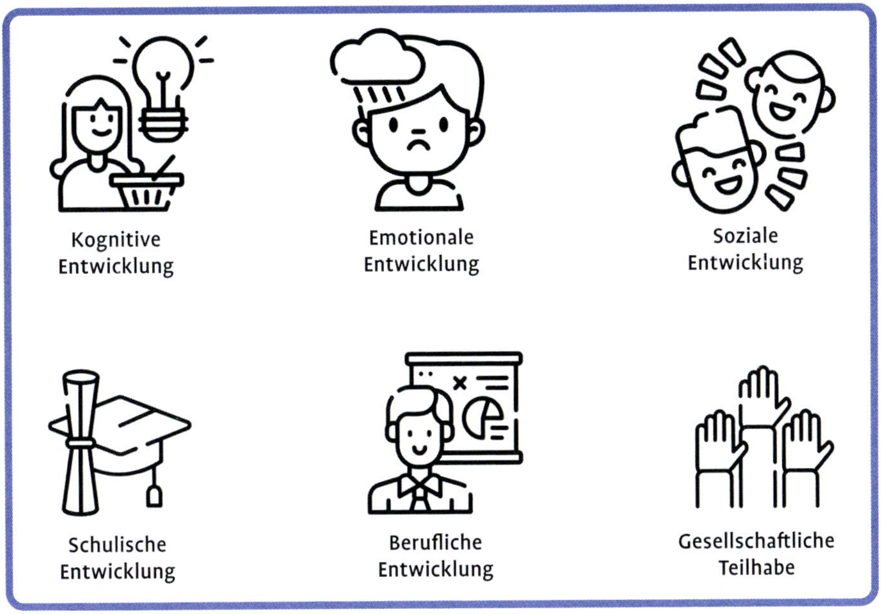

Abb. 3: Bedeutung von Sprache

Wie verläuft die Sprachentwicklung?

In der Regel erlernen Kinder die Sprache(n) ihrer Umgebung scheinbar nebenbei und mühelos. Innerhalb weniger Jahre entwickeln sie zahlreiche sprachlich-kommunikative Kompetenzen, die Jugendliche und Erwachsene im Rahmen des Fremdsprachenlernens nur mit sehr viel Aufwand und dennoch meist nicht in Gänze erreichen. Dieser Abschnitt gibt einen Überblick über den aktuellen Forschungsstand zur kindlichen Entwicklung der lautsprachlichen Fähigkeiten im Deutschen. Dabei gehen wir zunächst auf die unterschiedlichen Komponenten der Sprache ein und führen aus, was Kinder überhaupt im Rahmen ihrer sprachlichen Entwicklung lernen. Wenngleich die einzelnen sprachlichen Ebenen nicht getrennt voneinander betrachtet werden können und sich die Entwicklung auf diesen Ebenen gegenseitig beeinflusst, wird dennoch anschließend zur Verdeutlichung für jede Komponente einzeln die Entwicklung kurz dargestellt.

Komponenten der Sprache

Sprache ist ein komplexes, vielschichtiges System, insbesondere wenn man Sprache im Kontext ihrer sozialen Funktion betrachtet. Das Verstehen eines kurzen Satzes, wie etwa „Kim hat den Ball geschossen?“, bedarf eines breiten sprachlichen Wissens. So müssen zum Beispiel zunächst aus dem kontinuierlichen Lautstrom „KIMHATDENBALLGESCHOSSEN“ die einzelnen Wörter vom Gehirn erkannt werden, um aufbauend darauf die Bedeutung jedes einzelnen Wortes abrufen zu können. Zusätzlich müssen die grammatischen Informationen des Satzes einbezogen werden, um die Wörter untereinander in Beziehung setzen zu können. Auch muss die Intonation (Prosodie) des Satzes bedacht werden, um zu verstehen, dass in diesem Fall keine einfache Aussage getroffen, sondern eine Frage gestellt wurde.

Prosodie. Die Differenzierung von Wörtern innerhalb des kontinuierlichen Lautstromes und auch das Erkennen etwa von Fragen erfolgt anhand von sogenannten prosodischen Merkmalen. Die Prosodie beschreibt alle lautlichen Eigenschaften der Sprache, die nicht auf einen einzelnen Laut begrenzt sind. Wir können sie auch als den musikalischen Anteil von Sprache bezeichnen. Dazu gehören etwa Sprechmelodie, Wortakzente (z. B. UMfahren vs. umFAHRen) und Satzakzente (z. B. „ICH habe es dir gegeben.“ vs. „Ich habe es DIR gegeben.“), Sprechtempo, Rhythmus oder auch Pausen im Sprechen. Sprechmelodie und -rhythmus erleichtern das Verstehen von Äußerungen, da etwa über Akzente oder Pausen wichtige Hinweise zur formalen Struktur eines Sprachangebotes gegeben werden (Weinert & Grimm, 2012). So ergeben sich durch die Position von Pausen in den Aussagen „Birnenkuchen und Kekse“ vs. „Birnen, Kuchen und Kekse“ Unterschiede in der Bedeutung.

Phonetik und Phonologie. Im Bereich der Phonetik und Phonologie geht es um die Laute unserer Sprache, die zusammen unsere Wörter bilden. Dabei befasst sich die Fachdisziplin **Phonetik** vor allem mit motorischen (artikulatorische Phonetik), physikalischen (akustische Phonetik) und auditiven Aspekten (auditive Phonetik) von Einzellauten. Es geht also darum, Merkmale der einzelnen Laute (Phone) zu beschreiben. Für die Beschreibung von Sprachentwicklungsprozessen bedeutsam sind vor allem Erkenntnisse zur Artikulation von Vokalen und Konsonanten. So können etwa Konsonanten (Mitlaute) anhand der beteiligten Organe und Artikulationsstellen, der Art der Luftstromleitung sowie der Stimmtongebung beschrieben werden. Bei der Bildung des Lautes [b] werden beispielsweise beide Lippen zunächst geschlossen (bilabial = zwei Lippen), im Kehlkopf ein Ton erzeugt (die Stimmlippen werden durch die ausströmende Luft in Schwingung versetzt), bevor dann die ausströmende Luft die Lippen quasi sprengt (Plosiv = explodierender Laut) und sich darüber der Laut ergibt. Das [b] wird daher als bilabialer stimmhafter Plosiv beschrieben.
Die **Phonologie** befasst sich im Gegensatz zur Phonetik nicht mit diesen sprechmotorischen oder akustischen Aspekten von Lauten, sondern betrachtet die Funktion von Einzellauten innerhalb einer Sprache. Einzellaute werden innerhalb der Phonologie als Phoneme bezeichnet und als kleinste bedeutungsunterscheidende Elemente einer Sprache definiert. Phoneme können innerhalb einer Sprache durch mehrere Phone realisiert werden. So sind beispielsweise die beiden Phone [ç] wie in Lö**ch**er und [x] wie in Lo**ch** zwei unterschiedliche (aber klanglich/phonetisch ähnliche) Varianten des Lautes <ch>. Für die Sprachentwicklung relevant ist vor allem das sogenannte Phoneminventar, welches Kinder im Rahmen ihrer Entwicklung erwerben. Dabei müssen sie vor allem begreifen, welche Laute tatsächlich zur erlernenden Sprache gehören und welche davon bedeutungsunterscheidend sind. Ersetzt man in dem Wort „Loch“ beispielsweise das Phonem /x/ durch das Phonem /k/ ergibt sich ein Bedeutungsunterschied: aus „Loch“ wird „Lok“.

Semantik und Lexikon. Der Begriff der Semantik verweist auf den Aspekt der Bedeutung von sprachlichen Zeichen. Der Sinn aller sprachlichen Zeichen – ob lautsprachlich, schriftsprachlich oder auch gebärdensprachlich – ist es, Inhalte zu transportieren. Untersuchen lässt sich die Bedeutung sprachlicher Zeichen auf unterschiedlichsten Ebenen, begonnen vom Einzelwort über Sätze und Texte bis hin zu komplexeren Gesprächen. Die zentralen Bedeutungseinheiten einer Sprache sind zunächst Wörter, die sich innerhalb des Lexikons einer Person ansammeln. Dies kann man sich durchaus wie ein Wörterbuch vorstellen.

Allerdings ist unser Lexikon im Gehirn nicht alphabetisch organisiert. Vielmehr sind die einzelnen Einträge einerseits systematisch inhaltlich, zum Beispiel nach Sinngebieten/Ober- und Unterkategorien, Bedeutungsverwandtschaften oder auch Wortarten sortiert (Wortkonzept). Andererseits umfassen die einzelnen Einträge die klanglichen Eigenschaften eines Wortes (Wortform); also zum Beispiel die lautliche Struktur (Wie spreche ich das Wort aus? Wie hört sich das Wort an?), grammatische Informationen (Wie bilde ich den Plural?) oder das Schriftbild (Wie schreibe ich das Wort auf? Wie sieht es geschrieben aus?). Darüber hinaus werden auch prozedurale Informationen (Fahrrad fahren, Schreiben) oder episodische Informationen (Erinnerungen an die letzte Fahrradtour) im Lexikon abgespeichert.

Morphologie und Syntax. Die Begriffe Morphologie und Syntax dienen der Beschreibung von grammatischen Strukturen einer Sprache. Morphologie befasst sich mit der Wortbildung, Syntax mit der Satzbildung. Morphologie ist eng mit der Wortsemantik verknüpft, da einzelne Wortteile bereits unterschiedliche Bedeutungen tragen können. Die sogenannten Morpheme stellen die kleinsten bedeutungstragenden Einheiten der Sprache dar. Das Wort „Autos“ enthält z. B. bereits zwei Morpheme, das Stammmorphem „Auto“ und das Pluralmorphem „-s“. Somit werden einerseits die semantischen Merkmale von „Auto“ (z. B. Fahrzeug mit vier Rädern) vermittelt. Andererseits wird auf die Mehrzahl dieser Fahrzeuge verwiesen. Im Bereich Syntax geht es um die Beschreibung von Regeln zur Kombination von Wörtern zu Sätzen. Wie wird beispielsweise im Deutschen ein Hauptsatz gebildet, wie ein Nebensatz?

Pragmatik. Im Bereich Pragmatik wird beschrieben und untersucht, wie Menschen ihre Sprache sowie Mimik und Gestik in ihrem sozialen Handeln einsetzen, um sich mitzuteilen oder um Inhalte wie Wünsche und Bedürfnisse auszudrücken. Bezogen auf die Sprachentwicklung geht es beim Erwerb von pragmatischen Kompetenzen beispielsweise darum, Kommunikationsregeln (Führen von Dialogen und Gesprächen) zu erwerben oder verschiedene Ziele von sprachlichen Äußerungen zu verstehen, aber auch selbst vermitteln zu können (Inhalte ausdrücken und verstehen, von Ereignissen berichten).

Das erworbene Wissen in den Bereichen Phonetik-Phonologie, Semantik-Lexikon, Morphologie-Syntax und Pragmatik bezeichnet man als linguistische Kompetenzen. Mit diesen ist es möglich, unendlich viele Äußerungen zu erzeugen und Bedeutungen zu übertragen und zu verstehen. Ein Überblick über wichtige Meilensteine der sprachlichen Entwicklung ist in Tabelle 1 aufgelistet. Anschließend werden diese detailliert erläutert.

Tab. 1: Überblick über wichtige sprachliche Meilensteine bei einsprachig deutsch aufwachsenden Kindern

Alter (circa)	Sprachlicher Meilenstein
Ab 6. Monat	▪ Kanonisches Lallen (z. B. bababa)
Ab 10. bis 12. Monat	▪ Verwendung von Zeigegesten mit dem Zeigefinger ▪ Verstehen einfacher sprachlicher Äußerungen unter Einbezug der Situation ▪ Erste Wortproduktionen
1;6 Jahre[1]	▪ Kind versteht bereits durchschnittlich 100–180 Wörter ▪ Kind produziert durchschnittlich 50 Wörter ▪ Bei vielen Kindern Beginn des Wortschatzspurts ▪ Beginn von Wortkombinationen (z. B. „Ball da", „Milch trinken")
2;0 Jahre	▪ Sprachliche Äußerungen werden länger ▪ Sätze meist noch mit Verbendstellung (z. B. „Mama schnell laufen", „Tom Ball haben") ▪ Zahlreiche lautliche Vereinfachungen von Wörtern
2;6 Jahre	▪ Kind versteht durchschnittlich 2.000 Wörter und spricht durchschnittlich 500 Wörter ▪ Sätze in der Regel mit Verbzweitstellung und zunehmend korrekter Subjekt-Verb-Kongruenz (z. B. „Mama läuft schnell", „Tom hat einen Ball")
3;0 Jahre	▪ Gutes Sprachverständnis im Alltag ▪ Verstehen einfacher Geschichten ▪ Ein Großteil der Laute ist erworben, Schwierigkeiten bei den Lauten /ç/ wie in „**ich**" und /ʃ/ wie in „**Tisch**" treten noch regulär auf ▪ Kind bildet Nebensätze mit korrekter Verbendstellung (z. B. „Ich mag Erdbeeren, weil die so lecker sind.")
Bis Schuleintritt	▪ Alle Laute und Lautkombinationen sind erworben ▪ Kind versteht durchschnittlich 14.000 Wörter und spricht bis zu 6.000 Wörter ▪ Kind fragt bei Nichtverstehen nach (z. B. „Was heißt ...?") ▪ Kind beherrscht die meisten grammatischen Regeln ▪ Erzählt erste Geschichten und schmückt diese aus ▪ Silbenklatschen und Reimen ist möglich, einzelne Laute in Wörtern werden erkannt ▪ Kind kann sich in die Situation anderer Personen hineinversetzen

1 1;6 gibt das Alter von einem Jahr und sechs Monaten wieder. In dieser Schreibweise wird vor dem Semikolon das Alter in Jahren, nach dem Semikolon die zusätzlichen Monate angegeben.

Alter (circa)	Sprachlicher Meilenstein
Grundschulalter	▪ Erwerb von Fachwörtern und bildungssprachlichen Aspekten in allen Unterrichtsfächern Bis ca. Ende 1. Klasse: ▪ Wörter können in Einzellaute zerlegt werden, Laute können zu Wörtern zusammengezogen werden ▪ Kindern gelingt das Schreiben von Wörtern anhand der Lautstruktur, Rechtschreibfehler sind noch häufig ▪ Wörter werden zunehmend schneller als Ganzes erfasst, neue Wörter werden zunächst noch langsam erlesen Ab 2. Klasse: ▪ Lesen und Schreiben erfolgt zunehmend automatisiert. Das Leseverstehen und Verfassen von Texten stehen im Vordergrund ▪ Lesen als wichtige Quelle für den Ausbau sprachlicher Fähigkeiten (z.B. Wortschatz, komplexe Satzstrukturen, Erzählstrukturen) ▪ Zunehmendes Verständnis von bildhafter Sprache, Humor und Ironie ▪ Zunehmende Fähigkeiten zur Organisation eigener Erzählungen

Der Weg zum ersten Wort

Sprachentwicklung beginnt nicht erst mit der Geburt. Bereits in der 24.–26. Schwangerschaftswoche sind Innenohr und Mittelohr vollständig ausgebildet, sodass der Fötus bereits im Bauch der Mutter Geräusche wahrnehmen kann. Vor allem Herzschlag, Puls und Atemgeräusche sowie die Stimme der Mutter sind erste Erfahrungen, die das Kind mit sprachlichen und nicht-sprachlichen Geräuschen macht. Bis zur Geburt bauen Babys dadurch ein erstes sprachliches Wissen auf. Sie können Sprache von Nicht-Sprache unterscheiden und entwickeln eine Präferenz für die in ihrer Umwelt gesprochene(n) Sprache(n). Unmittelbar nach der Geburt können sie Sprachen unterschiedlicher Rhythmusklassen voneinander unterscheiden (z.B. Deutsch von Italienisch oder Französisch von Englisch). Allerdings gelingt ihnen noch nicht die Unterscheidung von Deutsch und Englisch oder von Italienisch und Französisch, da sich diese Sprachen hinsichtlich Rhythmus- und Betonungsmuster zu ähnlich sind. Im Laufe des ersten Lebensjahres spezialisieren sich die Säuglinge dann sehr schnell auf ihre Umgebungssprache(n). Ihre Umwelt, also das Sprachangebot der nahen Bezugspersonen (auch: **Input**), spielt dabei eine bedeutsame Rolle, denn Sprachentwicklung ist ein interaktiver Prozess. Das Kind ist angewiesen auf den sprachlichen Input kompetenter, erwachsener Sprecher:innen: die sogenannte kindgerichtete Sprache.

Kindgerichtete Sprache

Unter kindgerichteter Sprache versteht man die von den erwachsenen Bezugspersonen an das Kind gerichteten Sprachangebote. In der Regel passen Erwachsene ihre Sprache ganz intuitiv an den Entwicklungsstand des Kindes an. Im frühen Alter zeigen sich folgende Merkmale kindgerichteter Sprache (Kauschke, 2012; Weinert & Grimm, 2012):

- Sprechen in höherer Tonlage
- Starke Variation der Tonlagen
- Übertriebene Sprechmelodie
- Klare Segmentation
- Längere Pausen
- Langsame Sprechgeschwindigkeit
- Einfache, kurze, aber variable Sätze
- Kindgemäßer Wortschatz
- Viele Wiederholungen

Die kindgerichtete Sprache ist besonders sprach- und auch bindungsförderlich, wenn die erwachsene Person direkt und zeitnah auf die lautlichen oder gestischen Äußerungen (z. B. Vokalisationen oder Zeigegesten) des Kindes reagiert. Aus der kindgerichteten Sprache kann das Kind so die ersten sprachlichen Regeln der Umgebungssprache(n) (Betonungsmuster, typische Laute und Lautkombinationen der Sprache, erste Wörter, Kombination der Wörter) ableiten. Beispielsweise entwickeln deutschsprachig aufwachsende Kinder mit ca. sechs Monaten eine Präferenz für das typische trochäische Betonungsmuster (betonte – unbetonte Silbe, wie z. B. in „Hose") und können dieses dann für die Wahrnehmung von Wortgrenzen nutzen.

Neben der kindgerichteten Sprache sind weitere Aspekte der Eltern-Kind-Interaktionen von besonderer Bedeutung. Sie sind in den ersten ca. neun Lebensmonaten gekennzeichnet von einer großen körperlichen Nähe. Die Bezugspersonen halten ihr Gesicht intuitiv häufig in geringem Abstand zum Gesicht des Kindes und vermitteln durch die Betonung ihrer Äußerungen und ihren Gesichtsausdruck Sicherheit, Freude und Zuneigung. Ab etwa dem neunten Lebensmonat verändert sich diese Interaktionssituation, da Kinder ab diesem Alter in der Lage sind, neben der Bezugsperson etwas Drittes (z. B. ein Spielzeug) mit in den Aufmerksamkeitsfokus aufzunehmen. Es gelingt ihnen nun, zwischen der Bezugsperson und dem Spielzeug hin- und herzuschauen und können so mit der anderen Person *über* das Spielzeug kommunizieren (Abb. 4). Diese sogenannte **geteilte Aufmerksamkeit** (engl. *joint attention*) ist zentral für die Sprachentwicklung, insbesondere für die Wortschatzentwicklung (Rohlfing, 2019). Mithilfe dieser Fähigkeit können Kinder erlernen, dass Objekte Namen haben. Gerade wiederkehrende gemeinsame Aktivitäten wie z. B. das Wickeln, Essenssituationen oder Abendrituale bieten besonders gute Möglichkeiten, um immer wieder auf Wahrnehmbares in der Umgebung (Objekte) Bezug zu nehmen und dem Kind hierdurch zu helfen, Wörter zu erlernen.

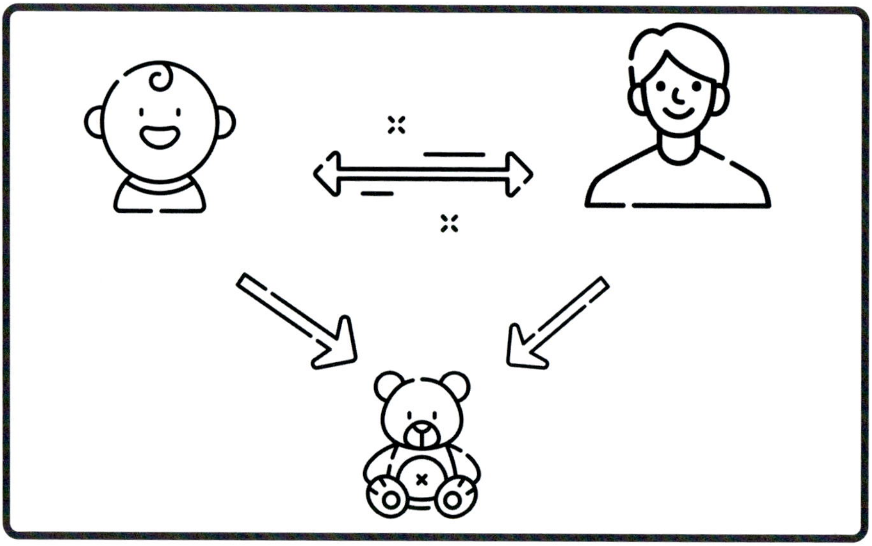

Abb. 4: Geteilte Aufmerksamkeit

Die **ersten produktiven Äußerungen** von Säuglingen sind zunächst reflexartige Lautäußerungen. Zwischen Geburt und etwa dem zweiten Lebensmonat geben sie vor allem vegetative Geräusche wie etwa Schmatzen oder Niesen von sich und drücken Unbehagen durch Schreien aus. Mit zunehmender willentlicher Kontrolle der eigenen Bewegungen werden auch die Lautäußerungen spezifischer. Zwischen dem ersten und vierten Monat kommen zunächst vokalähnliche Laute hinzu und differenzieren sich bis zum achten Lebensmonat zu Vokalproduktionen aus, die denen von erwachsenen Personen ähneln. Die Säuglinge experimentieren mit ihren **Vokalisationen** und testen darüber die Funktionen ihres Sprech- und Stimmapparates. Zwischen dem fünften und zehnten Lebensmonat zeigen Kinder das sogenannte **kanonische Lallen,** welches durch die Produktion von einfachen Silben wie „ba“ oder „da“ gekennzeichnet ist. Diese können als Ein- oder Zweisilber sowie als Lautketten auftreten (z. B. „babababa“), bei denen zunehmend auch unterschiedliche Silben miteinander kombiniert werden (z. B. „bababu“). Mit dieser komplexen Art des Lallens geht häufig auch die Produktion erster Wörter einher, die nicht selten eine ähnliche kanonische Lautstruktur haben (z. B. „Mama" und „Papa"). Das erste Wort produzieren Kinder meist um ihren ersten Geburtstag herum (10.–13. Monat). Für die Kommunikation nutzen die Säuglinge aber nicht nur ihre Stimme und erste sprachliche Äußerungen (Vokalisationen). Sie verwenden ab dem ca. siebten bis neunten Lebensmonat zusätzlich erste **Gesten** zur Kommunikation. Sie zeigen, zunächst mit der ganzen Hand, ab etwa zehn bis zwölf Monaten zusätzlich mit dem abgespreizten Zeigefinger, auf Gegenstände oder Personen in der unmittelbaren Umgebung, um über diese zu kommunizieren. Diese Nutzung von sogenannten **Pointing-Gesten** (auch Zeigegesten) ist ein wichtiger Meilenstein in der Sprach- und Kommunikationsentwicklung von Kindern. Durch diese Gesten können die Kinder erstmals die Aufmerksamkeit der Bezugspersonen auf etwas lenken, über das *sie* kommunizieren möchten. Sie werden hierdurch zunehmend kommunikativ aktiver und beginnen intentional, also zielgerichtet, zu kommunizieren. Vor allem die Produktion von Pointing-Gesten mit dem abgespreizten Zeigefinger mit spätestens 12 Monaten ist ein bedeutsamer Prädiktor für spätere sprachliche Fähigkeiten (Lüke et al., 2020).

Entwicklung der Aussprache

Im Rahmen ihrer Ausspracheentwicklung, also der Entwicklung der phonetisch-phonologischen Fähigkeiten, müssen Kinder einerseits lernen, **Laute motorisch korrekt zu bilden** (Phon-Erwerb), und andererseits **korrekt in Wörtern zu verwenden** (Phonem-Erwerb). In der Regel erwerben deutschsprachig aufwachsende Kinder innerhalb ihrer ersten fünf Lebensjahre nahezu alle Laute sowohl hinsichtlich artikulatorischer als auch sprachsystematischer Aspekte.

Der Übergang vom kindlichen Lallen zum Sprechen zieht sich noch einige Monate innerhalb des zweiten Lebensjahres hin. Die Zeit nach dem ersten Wort ist also noch lange von einer Mischung aus Lallen, intentionalen Äußerungen etwa durch sogenannte Protowörter (konstante Lautkombinationen des Kindes, die mit einer Wortbedeutung fest verbunden sind, z. B. „nunu" für Schnuller) und Realwörtern (echten Wörtern) geprägt (Kannengieser, 2019).

Vokale und Laute, die im vorderen Mundbereich gebildet werden (z. B. /m, b, p/), werden als Erstes erworben. Danach arbeiten sich die Kinder quasi vom vorderen zum hinteren Mundbereich durch. Stimmlose Laute, die im gleichen Mundbereich gebildet werden, werden in der Regel vor stimmhaften erworben (z. B. /p/ vor /b/ oder /k/ vor /g/). Zudem fällt es den Kindern leichter, einzelne Laute (Konsonanten) zu bilden als Lautverbindungen (z. B. [k] einfacher als [kl]). Im Verlauf der Ausspracheentwicklung kommt es

Tab. 2: Lauterwerb im Deutschen

Alter	Laut	Beispielwort
Bis 1;11 Jahre	/m/ /p/ /d/	**M**ama **P**apa **d**a
Bis 2;5 Jahre	/n/ /b/	**N**ase **B**är
Bis 2;11 Jahre	/v/ /f/ /l/ /t/ /x/ /h/ /k/ /s/ /z/	**W**al **F**ahrrad **L**ampe **T**asse Bu**ch** **H**aus **K**atze Ta**ss**e **S**onne
Bis 3;5 Jahre	/j/ /ʁ/ /g/ /ŋ/ /pf/	**J**acke **R**oller **G**espenst Ri**ng** **Pf**erd
Bis 3;11 Jahre	/ts/	**Z**oo
Bis 4;5 Jahre	/ç/	Bü**ch**er
Bis 4;11 Jahre	/ʃ/	**Sch**ule

typischerweise zu **Vereinfachungen** von Wörtern. Schwierige Laute werden durch einfachere Laute ersetzt (z. B. „Sule“ statt „Schule“) oder auch längere Wörter durch das Auslassen einzelner Silben verkürzt (z. B. „nane“ statt „Banane“). Diese sogenannten **phonologischen Prozesse** überwinden Kinder in der Regel bis zu ihrem fünften Geburtstag. Zum Schuleintritt sind sie meist in der Lage, alle Laute der Erwachsenensprache entsprechend bilden und korrekt in Wörtern verwenden zu können (Fox-Boyer & Neumann, 2017; Kannengieser, 2019).

Wortschatzentwicklung

Die Entwicklung des Wortschatzes hängt eng mit der Ausspracheentwicklung von Kindern zusammen. Neben dem Erfassen der **Wortbedeutung** (Semantik) müssen Kinder zum Verstehen und Produzieren von Wörtern auch die lautliche **Wortform** abspeichern (z. B. welche Laute sind im Wort enthalten; welcher Laut steht am Anfang/Ende eines Wortes). Da die Aussprachefähigkeiten der Kinder zunächst noch begrenzt sind und sie auch den wachsenden Wortschatz für das Erkennen der phonologischen Regelhaftigkeiten ihrer Sprache benötigen, sind die lautlichen Produktionen von Wörtern zu Beginn des zweiten Lebensjahres noch stark vereinfacht und ähneln, wie bereits oben benannt, dem kanonischen Lallen. Es finden sich vor allem einsilbige Wörter mit einfacher Lautstruktur (z. B. da, ja, Ball, nein) sowie zweisilbige Wörter mit Silbenverdopplungen (z. B. Pa-pa, Wau-wau). Während der produktive Wortschatz zwischen dem 12. und 18. Lebensmonat nur langsam auf etwa 50 Wörter wächst, verstehen die Kinder bereits deutlich mehr. Im Durchschnitt sind es um den ersten Geburtstag herum bereits 60 Wörter, die Kinder verstehen können, ein halbes Jahr später etwa 200 Wörter (Ulrich, 2017b; Weinert & Grimm, 2012).

Während der Aufbau des Wortschatzes zunächst noch relativ langsam erfolgt, scheint bei einer Vielzahl von Kindern mit dem Erreichen von 50 produktiven Wörtern eine neue Phase des Wortschatzerwerbs zu beginnen. Der Wortschatz wächst nun rasant an. Zu ihrem zweiten Geburtstag können Kinder im Durchschnitt etwa 200 Wörter sprechen. Der rasante Anstieg des Wortschatzes wird auch als **Wortschatzspurt** (oder **Wortschatzexplosion**) bezeichnet, ist jedoch nicht bei allen Kindern gleichermaßen zu beobachten. Manche Kinder zeigen zeitweise Phasen eines großen Wortschatzzuwachses, die sich mit Phasen der scheinbaren Stagnation abwechseln. Ebenso sind stetig steigende Verläufe ohne eine deutliche Wortschatzexplosion zu finden (Lüke et al., 2017).

Im zweiten Lebensjahr finden sich vor allem **Nomen** (Namenwörter, z. B. Apfel, Ball) und **personal-soziale Wörter** (z. B. hallo, bitte) im Wortschatz, die dem Kind eine aktive Teilhabe an der Kommunikation mit seiner Umwelt ermöglichen. Im dritten Lebensjahr wächst der **Verbwortschatz** deutlich an und es kommen ebenfalls vermehrt **Funktionswörter** („kleine" Wörter, die vor allem grammatische Funktion haben, z. B. Präpositionen wie: auf, unter, neben oder Konjunktionen wie: weil, wenn, bevor) hinzu. Mithilfe dieser Zusammensetzung der Wörter ist es dann einerseits möglich und andererseits auch notwendig, grammatische Regeln zu erwerben, um die unterschiedlichen Wortarten sinnvoll miteinander zu kombinieren.

Das rasche Wortschatzwachstum setzt sich bis ins Jugendalter fort. Erst mit etwa 12 Jahren ist eine deutliche Verlangsamung zu erkennen. Schätzungen zufolge haben Kinder bis zu ihrem Schuleintritt einen rezeptiven Wortschatz von 9.000 bis 14.000 Wörtern erworben (d. h., sie können etwa 9.000–14.000 Wörter verstehen) und lernen etwa 3.000 Wörter pro Schuljahr hinzu (Ulrich, 2017b). Der schulische Wissenserwerb nimmt einen großen Einfluss auf den Wortschatzerwerb. Kinder und später Jugendliche erwerben vor allem im Fachunterricht sogenannte bildungssprachliche Begriffe, Fach- und Fremdwörter sowie andere abstrakte Begriffe. Neben Gesprächen mit Eltern, Lehrkräften oder Gleichaltrigen ist zudem nun Lesen eine der bedeutsamsten Quellen für das Wortlernen (Duff et al., 2015).

Grammatikentwicklung

Die größten merklichen Fortschritte im Grammatikerwerb vollziehen Kinder im Alter zwischen zwei und vier Jahren. In dieser Zeit erarbeiten sie sich die wichtigsten grammatischen Regeln des Deutschen und sind darüber zunehmend in der Lage, etwa von Erlebnissen zu erzählen, komplexere Bedürfnisse oder auch Spielideen zu vermitteln.

Mit etwa 18 bis 24 Monaten beginnen Kinder Wörter zu **Zwei- und später Mehrwortäußerungen** zu kombinieren. Sie haben dann einen produktiven Wortschatzumfang von ungefähr 50 Wörtern. Dieser Zeitpunkt wird als Beginn der Entwicklung grammatischer (morphologisch-syntaktischer) Fähigkeiten angesehen. Die Kombination mehrerer Wörter macht es zunehmend notwendig, Bezüge zwischen den einzelnen Wörtern herzustellen und für das Gegenüber zu markieren. Dabei ist zumeist noch eine sogenannte Verbendstellung zu beobachten (z. B. „Mama Auto fahren"). Darauf aufbauend beginnen Kinder Verben an das Subjekt des Satzes anzupassen (z. B. „Ich Eis *habe*"). Um den dritten Geburtstag herum sind viele Kinder bereits in der Lage, einfache Hauptsätze mit dem Verb an zweiter Stelle und einer korrekten Angleichung des Verbs an das Subjekt (**Subjekt-Verb-Kongruenz**) zu bilden (z. B. „*Ich esse* ein Eis"). Ebenso beginnen sie erste Nebensätze (z. B. „Ich möchte das Buch lesen, *weil es so lustig ist.*") zu bilden. Bis zum vierten Geburtstag haben die meisten Kinder eine Vielzahl grammatischer Fähigkeiten aufgebaut. Sie setzen etwa Verbstellungsregeln im Hauptsatz (Verb steht an zweiter Stelle im Satz) und im Nebensatz (Verb steht an letzter Stelle im Nebensatz) um und können Verben korrekt an das Subjekt angleichen. Etwas später entdecken sie die unterschiedlichen Fälle (insbesondere Akkusativ und Dativ) und markieren diese bereits in vielen Kontexten korrekt (z. B. Akkusativ: „Ich sehe *den* Vogel.", Dativ: „Ich gebe *dem* Pferd einen Apfel."). Wenngleich viele grammatische Regeln von Kindern bereits früh entdeckt und in alltäglichen Interaktionen häufig eingesetzt werden, zeigen neuere Forschungsergebnisse, dass die sichere Verwendung einiger Regeln bei vielen Kindern erst im Grundschulalter erreicht wird. So sind insbesondere die Verwendung des Dativs und Akkusativs sowie die Bildung des Passivs (z. B. „Der Ball *wurde geschossen.*") noch Entwicklungsaufgaben im Grundschulalter (Motsch & Riehemann, 2017; Ulrich, 2017a). Ebenso werden auch in der Alltagssprache selten verwendete Formen wie das Plusquamperfekt (z. B. „Der Zug *war* bereits *losgefahren*, als ich am Bahnhof ankam.") oder der Genitiv (z. B. „das Buch *des Kindes*") eher durch die Auseinandersetzung mit Texten sowie im Grammatikunterricht im Unterrichtsfach Deutsch erworben.

Entwicklung kommunikativer Kompetenzen

Damit Kinder und Jugendliche am gesellschaftlichen Leben teilhaben können, sind vor allem auch kommunikative Kompetenzen (**pragmatische** Kompetenzen) notwendig. Es geht um den angemessenen Gebrauch und Einsatz von sprachlichen und nicht-sprachlichen Zeichen mit dem Ziel der Kommunikation und Interaktion oder dem Mitteilen von Dingen.

Die Entwicklung dieser Fähigkeiten beginnt bereits sehr früh mit der Reaktion auf die Stimme der Bezugspersonen und der Präferenz für natürliche Gesichter unmittelbar nach der Geburt, gefolgt von sich abwechselnden Kommunikationsbeiträgen ***(turn-taking)*** von Säuglingen und Erwachsenen und der Produktion erster Zeigegesten am Ende des ersten Lebensjahres, erstreckt sich jedoch bis weit in das Schulalter hinein. Hierzu gehört es etwa, sozial angemessen (z. B. Begrüßungsformeln, Gesprächsroutinen, Höflichkeit) oder auch unabhängig von der Anzahl beteiligter Kommunikationspartner:innen angemessen kommunizieren zu können (z. B. im Gespräch mit einer Person oder auch in größeren Diskussionen agieren). Ebenso muss ein Verständnis für implizite Inhalte (z. B. bei der Äußerung „Das Glas ist ihm aus der Hand gefallen" wird implizit auch nahegelegt, dass das Glas kaputt gegangen ist) aufgebaut werden. Auch das **Erzählen** gehört zu den pragmatischen Kompetenzen. Bei der komplexen Handlung des Erzählens müssen Kinder dazu in der Lage sein, die Perspektive ihres Gegenübers einzunehmen und sie beim Erzählen z. B. ihres Wochenenderlebnisses zu berücksichtigen. Welche Informationen stehen meinem Gegenüber bereits zur Verfügung und welche muss ich noch liefern, damit meine Erzählung nachvollziehbar ist? Gleichzeitig müssen sie dazu in der Lage sein, eine in sich verständliche, zusammenhängende Erzählung sprachlich zu produzieren (Sallat & Spreer, 2017).

Innerhalb der ersten drei Lebensjahre erarbeiten sich Kinder wichtige kommunikative Basiskompetenzen. Sie sind zunehmend in der Lage, sowohl nicht-sprachlich als auch sprachlich ihre Bedürfnisse mitzuteilen und Hilfe einzufordern. Mithilfe der Bezugspersonen erwerben sie das Grundmuster der dialogischen Struktur. Bei Miss- oder Nichtverstehen beginnen sie unspezifisch nachzufragen (z. B. „Hä?" oder „Was?") und fordern darüber Wiederholungen oder weitere Informationen beim Gegenüber ein. Sie sind dazu in der Lage, erste Unterscheidungen zwischen Kommunikationspartner:innen zu treffen und bauen ein erstes Verständnis dafür auf, dass sprachlich-kommunikatives Verhalten an den **Kontext** angepasst werden muss. Sie beginnen ebenfalls damit, von Ereignissen zu erzählen, wobei sie dabei die Perspektive des Gegenübers noch nicht einbeziehen können. Sie sind vielmehr auf Interaktionspartner:innen angewiesen, die sie durch Fragen beim Erzählen unterstützen.

Zwischen dem vierten und sechsten Lebensjahr bauen die Kinder ihre kommunikativen Kompetenzen deutlich aus. Dies liegt auch daran, dass sie im Bereich einer wichtigen kognitiven Kompetenz, der sogenannten **Theory of Mind,** wichtige Fortschritte erzielen. Diese ermöglichen es ihnen, die Perspektive einer anderen Person einzunehmen und für das eigene kommunikative Verhalten zu berücksichtigen (Sallat & Spreer, 2017).

Im Schulalter gelingt es vielen Kindern bereits, kompetent in **Gesprächen** zu agieren und etwa auch Gespräche am Telefon angemessen zu führen. In Miss- oder Nichtverstehenssituationen fragen sie zunehmend gezielt nach. Darüber hinaus entwickelt sich das Verständnis von Ironie und Metaphern. Dies zeigt sich auch in einem wachsenden Humor. In Erzählungen gelingt es vielen Kindern, Ereignisse zunehmend verständlich darzustellen und auch eigene Geschichten zu entwickeln (Achhammer et al., 2016).

Entwicklung der Schriftsprache

Mit dem Eintritt in die Schule kommen weitere bedeutsame Entwicklungsaufgaben im Bereich Sprache auf die Kinder zu. Die Kinder tauchen intensiv in den Schriftspracherwerb ein. **Lesen und Schreiben** lernen ist eine der zentralen Aufgaben im Grundschulalter. Bereits im Vorschulalter erwerben Kinder bedeutsame Vorläuferfähigkeiten im Bereich der lautlichen Wahrnehmung – die sogenannte **phonologische Bewusstheit**. Diese ermöglicht es ihnen, über die Lautstruktur von Sprache nachzudenken und zu sprechen. Beginnend mit Reimen (z. B. „Hose – Dose") oder dem Klatschen von Silben (Unterteilung eines Wortes in Silben mit Zuhilfenahme des Klatschens, z. B. „Ba – na – ne") können Kinder Wörter anhand ihrer sprachlichen Struktur vergleichen – unabhängig von der Bedeutung des Wortes (z. B. „Kuh" ist ein kurzes Wort, „Re-gen-wurm" ein langes). Dies bildet eine wichtige Basis, um für den Erwerb des Schreibens Wörter in einzelne Laute zerlegen und als Buchstaben aufschreiben zu können und beim Lesen einzelne Laute wieder zu einem Wort zusammenzusetzen. Diese phonologische Bewusstheit auf Lautebene entwickelt sich vor allem durch die direkte Vermittlung von Schriftsprache in der Schule. Sie lernen, dass Buchstaben Laute zugeordnet sind **(Graphem-Phonem-Korrespondenz)**, und üben diese Zuordnung intensiv bei Wörtern. Hier schreiben die Kinder zunächst stark an der Lautstruktur der Wörter orientiert (Abb. 5). Beim Lesen übersetzen sie zunächst jeden einzelnen Buchstaben in einen Laut und ziehen diese artikulatorisch dann nach und nach zu einem Wort zusammen. Mit zunehmender Auseinandersetzung mit der Schriftsprache speichern die Kinder die schriftlichen Formen der Wörter für das Lesen und Schreiben ab. Sie können, ohne länger zu überlegen, mehr und mehr Wörter aufschreiben und auch direkt erlesen. Beim Schreiben werden dadurch zunehmend auch Rechtschreibregeln beachtet.

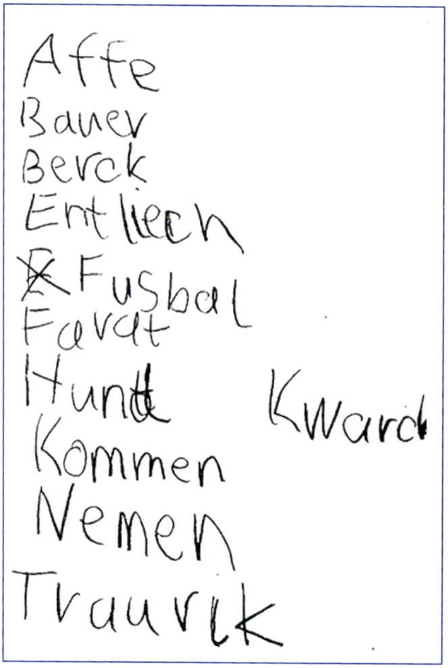

Abb. 5: Beispielwörter alphabetische Phase

Mehrsprachiger Spracherwerb

Kinder, die auf **natürliche Weise**, z. B. durch Familienmitglieder und/oder Bildungseinrichtungen, **Kontakt zu mehr als einer Sprache haben** und diese damit für mindestens jeweils einen **Lebensbereich relevant** sind, wachsen mehrsprachig auf. Sie erlernen zeitgleich oder auch zeitlich versetzt die phonetisch-phonologischen, semantisch-lexikalischen, grammatischen und pragmatischen Eigenschaften von zwei, drei oder gar noch mehr Sprachen.

Die Entwicklung dieser sprachlichen Fähigkeiten kann, wie bereits ausgeführt, nicht ohne den sprachlichen Input durch Bezugspersonen erfolgen. Um eine oder im Fall von mehrsprachigen Kindern mehrere Sprachen erfolgreich erlernen zu können, braucht es demnach **Kontakt** zu diesen Sprachen. Die Frage danach, wie umfangreich sprachliche Fähigkeiten in den jeweiligen Sprachen vom Kind aufgebaut werden können, hängt von vielen Faktoren ab. Dies sind insbesondere:

- Die **Quantität** des sprachlichen Inputs in der jeweiligen Sprache: Wie viele Stunden hat das Kind in seinem Leben bereits diese Sprache gehört? Seit wann hat das Kind Kontakt zu dieser Sprache?
- Die **Qualität** des sprachlichen Inputs in der jeweiligen Sprache: Wie adäquat und förderlich war der bislang erfolgte Input in dieser Sprache?
- Die **Lebenskontexte**, in denen die Sprachen verwendet werden: Wurde die Sprache ausschließlich in familiären Kontexten oder auch in Bildungseinrichtungen wie Kita oder Schule verwendet? Werden Bücher oder Hörbücher in der Sprache konsumiert, sodass das Kind die Sprache auch in Form von Schriftsprache erlebt?
- Die **Präsenz** und die soziolinguistische **Stellung der Sprachen in der Gesellschaft:** Sprechen viele Personen in der Gesellschaft diese Sprache? Handelt es sich um eine Sprache, die in der Gesellschaft sehr positiv bewertet wird, wie beispielsweise Fremdsprachen, die in der Schule vermittelt werden, oder um eine Sprache, die in der Gesellschaft ein eher geringeres Ansehen erfährt?

Als Faustregel kann festgehalten werden, dass **je mehr Input** ein Kind in einer Sprache erhält, desto leichter kann es **umfassende Kompetenzen** in dieser Sprache erlernen. Dies gelingt demnach besonders gut, wenn diese Sprache von **möglichst vielen verschiedenen Personen** und in **möglichst vielen verschiedenen Lebenskontexten** gesprochen wird und die Gesellschaft die jeweilige Sprache oder Sprachgemeinschaft nicht negativ bewertet.[2]

---

2 Weitere Informationen zum Thema Mehrsprachigkeit finden sich in dem Ratgeber „Zweisprachigkeit/Bilingualität“ von Chilla und Fox-Boyer (2016).

Was ist eine Sprachentwicklungsstörung (SES)?

Sprachentwicklungsstörungen (SES) „sind **bedeutsame Abweichungen** von der unauffälligen Sprachentwicklung, die sich negativ auf **soziale Interaktionen**, den **Bildungsverlauf** und/oder die **gesellschaftliche Teilhabe** von Kindern **auswirken** können" (Kauschke et al., 2023, S. 91). Kinder mit SES haben demnach im Vergleich zu gleichaltrigen Kindern noch deutlich weniger umfassende Sprachfähigkeiten erworben oder zeigen sprachlich untypische und fehlerhafte Äußerungen. Diese bedeutsamen Abweichungen von der Sprachentwicklung können in Zusammenhang mit einer anderen umfassenden Beeinträchtigung, wie beispielsweise einem genetischen Syndrom oder einer kindlichen Hirnschädigung auftreten oder auch unabhängig von solchen Beeinträchtigungen. Tritt die SES unabhängig von einer anderen Beeinträchtigung auf, wird sie lediglich als SES bezeichnet. Beim Vorliegen einer weiteren Beeinträchtigung, die zumindest anteilig für das Vorliegen der sprachlichen Auffälligkeiten verantwortlich gemacht werden kann, wird diese weitere Beeinträchtigung explizit genannt: z. B. „SES assoziiert mit Down-Syndrom" (Kauschke et al., 2023).

In der Vergangenheit wurden SES bei Kindern, deren sprachliche Abweichungen nicht assoziiert mit einer anderen Beeinträchtigung auftraten, als *spezifische* oder *umschriebene* Sprachentwicklungsstörung (SSES bzw. USES) bezeichnet. Dies sollte ausdrücken, dass diese Kinder ausschließlich bzw. vor allem im Bereich der Sprache Auffälligkeiten aufweisen. Diese Spezifität bzw. Umschriebenheit der SES war jedoch irreführend. Eine Vielzahl an Studien konnte belegen, dass Kinder mit einer SES (vormals SSES bzw. USES) oftmals **in weiteren Entwicklungsbereichen** (leichte) **Auffälligkeiten** zeigen (für einen Überblick siehe Tomas & Vissers, 2018). So haben Kinder mit SES im Vergleich zu Kindern, die sich sprachlich unauffällig entwickeln, häufiger Einschränkungen in der auditiven Verarbeitung und Wahrnehmung, häufiger sozial-emotionale Schwierigkeiten und Verhaltensauffälligkeiten und deutlich häufiger eine Lese-Rechtschreibstörung.

Diesen Erkenntnissen folgend hat in den Jahren 2020–2022 eine umfassende Studie mit über 400 Fachpersonen aus allen deutschsprachigen Ländern aus den Bereichen der Sprachtherapie/Logopädie, (Sonder-)Pädagogik, Medizin, Linguistik, Psychologie und Neurowissenschaften zur Definition und Terminologie von Störungen der Sprache im Kindesalter stattgefunden. Seither wird einheitlich der Fachbegriff **Sprachentwicklungsstörung (SES)** zur Bezeichnung von bedeutsamen Abweichungen von der alterstypischen Sprachentwicklung verwendet, der beim Vorliegen einer weiteren, umfassenden Beeinträchtigung um diese ergänzt wird (Kauschke et al., 2023; Lüke et al., 2023).

Wie häufig ist eine SES?

Eine SES betrifft in etwa 10 % aller Kindergartenkinder. Bei der Mehrheit dieser Kinder (7–8 %) tritt die SES **ohne eine bekannte Ursache** auf. Bei 2–3 % der Kinder ist die SES **assoziiert mit einer anderen Beeinträchtigung**, die zumindest anteilig als ursächlich für die sprachlichen Schwierigkeiten angesehen werden kann, wie beispielsweise einem genetischen Syndrom (Norbury et al., 2016). Hochgerechnet bedeutet dies, dass in jeder Kindergartengruppe oder Schulklasse von 28 Kindern im Durchschnitt zwei bis drei Kinder mit einer SES sind. Damit gehört die SES zu einer der häufigsten Entwicklungsstörungen!

Ab welchem Alter und wie lange spricht man von einer SES?

Bei Kindern, deren SES assoziiert mit einer anderen, umfassenden Beeinträchtigung besteht, kann bereits ab dem Auftreten der bedeutsamen Abweichung von der typischen Sprachentwicklung von einer SES gesprochen werden, was bereits zwischen 18 und 24 Monaten der Fall sein kann. Bei Kindern, deren SES unabhängig von einer solchen Beeinträchtigung auftritt, wird die Bezeichnung SES erst ab einem **Alter von drei Jahren** verwendet. Zwar zeigen sich in der Regel auch bei diesen Kindern bereits früher sprachliche und kommunikative Rückstände zu gleichaltrigen Kindern, aber da ein Aufholen der zeitlichen und inhaltlichen Abweichungen von der typischen Sprachentwicklung ohne externe Unterstützung bis zu einem Alter von drei Jahren deutlich wahrscheinlicher ist als danach, wird hier zwischen Sprachentwicklungsverzögerungen (SEV) und Sprachentwicklungsstörungen (SES) unterschieden. Kinder mit einer SEV werden auch als **Late Talker** (übersetzt: „späte Sprecher:innen“) bezeichnet. Hachul und Bauckmann (2023) veröffentlichten einen spezifischen Ratgeber für Eltern und Fachleute zum Thema *Late Talker*.

Eine Altersobergrenze für eine SES ist nicht definiert. Im Gegenteil, Fachpersonen aus allen relevanten Disziplinen sind sich einig, dass eine SES das **gesamte Kindes- und Jugendalter** umfassen kann und die Bezeichnung dementsprechend auch für Jugendliche zutreffend ist (Kauschke et al., 2023; Lüke et al., 2023). Von einem „Herauswachsen“ aus der SES ist nicht auszugehen.

SES bei mehrsprachigen Kindern

Eine SES tritt bei mehrsprachigen Kindern in vergleichbarer Weise und Häufigkeit wie bei einsprachigen Kindern auf (Paradis et al., 2003; Peña et al. 2020). Das bedeutet, dass bei mehrsprachigen Kindern mit einer SES sprachliche Schwierigkeiten in allen vom Kind erworbenen Sprachen vorliegen (Håkansson et al., 2003). Es bedeutet aber auch, dass mehrsprachige Kinder durch das Erlernen von mehr als einer Sprache weder zusätzlich beeinträchtigt noch durch ihre Mehrsprachigkeit vor einer SES geschützt sind.

Das Aufwachsen mit zwei oder mehr Sprachen gehört zur jeweiligen Lebenswirklichkeit eines Kindes und sollte als solche wahrgenommen und wertgeschätzt werden. Es ist wichtig festzuhalten, dass **Mehrsprachigkeit eine SES nicht verursacht** und keinen negativen Einfluss auf die sprachliche Entwicklung eines Kindes mit oder ohne SES hat. Besonders förderlich ist es für die Kinder, wenn sie in allen Sprachen, die sie erwerben, viel sprachlichen Input erhalten.

Fachpersonen verfügen selbstverständlich nicht immer über die notwendigen sprachlichen Kompetenzen, um die nicht-deutsche(n) Sprache(n) des Kindes adäquat beurteilen zu können. Weder die Erzieher:innen noch der Kinderarzt bzw. die Kinderärztin des Kindes können somit sicher einschätzen, ob sprachliche Schwierigkeiten eines Kindes im Deutschen auf eine SES oder auf vorübergehende Phänomene in der Aneignung der deutschen Sprache zurückzuführen sind. Hierfür braucht es eine detaillierte Sprachdiagnostik durch eine(n) Sprachtherapeut:in/Logopäd:in. Die Zusammenarbeit von Familie und pädagogischen, medizinischen und therapeutischen Fachpersonen im Rahmen der Diagnostik ist dabei unabdingbar, um die sprachlichen Kompetenzen des Kindes gut einschätzen und etwaige Probleme einordnen zu können. Denn häufig kann die Familie wichtige Informationen zum sprachlichen Entwicklungsstand in der nicht-deutschen Sprache geben oder innerhalb der Diagnostik unterstützen (siehe Abschnitt *„Diagnostik bei mehrsprachigen Kindern“*).

Ähnlich wie bei einsprachigen Kindern sind auch bei mehrsprachigen Kindern vor allem die langsame Entwicklung in den einzelnen Sprachen sowie insbesondere das Vorliegen von Schwierigkeiten in beiden Sprachen wichtige Hinweise auf eine SES. Diagnostisch relevant sind darüber hinaus vor allem die Leistungen des Kindes im Nachsprechen von „Fantasiewörtern“ (Pseudowörtern) – also Wörtern, die eigentlich gar keine Bedeutung in der jeweiligen Sprache haben, aber durchaus wie diese Sprache klingen (z. B. „Beschone“ als ein Pseudowort im Deutschen). Mit diesen Wörtern wird das sogenannte **phonologische Arbeitsgedächtnis**, also das Kurzzeitgedächtnis für Gehörtes überprüft. Dies ist bei Personen mit SES in der Regel deutlich beeinträchtigt und verursacht maßgeblich die oben bereits beschriebenen Schwierigkeiten im Erwerb neuer Wörter oder dem Erkennen grammatischer Regeln.

Im Alltag fallen Schwierigkeiten im phonologischen Arbeitsgedächtnis häufig gar nicht so auf. Sollte ein Kind jedoch deutliche Schwierigkeiten haben, neue und ggf. auch lautlich komplexere Wörter nachzusprechen, kann dies ein Hinweis auf Schwierigkeiten im Arbeitsgedächtnis sein.

Welche Bedeutung hat das Auftreten einer SES für die weitere Entwicklung?

In internationalen Studien zum Bildungsvergleich konnte immer wieder gezeigt werden, welche große Bedeutung (bildungs-)sprachlichen Kompetenzen zukommt (Knighton & Bussière, 2006; Stanat et al., 2010): Schulischer Erfolg und damit der Zugang zum Berufsleben sind eng an sprachliche Fähigkeiten geknüpft. Der Einfluss von geringen sprachlichen Fähigkeiten auf **schulische Kompetenzen**, die **psychische Gesundheit** und ein **erfülltes Sozialleben** zeigt sich bei Kindern bzw. Erwachsenen, die als Kinder/Jugendliche eine SES hatten, besonders deutlich (Clegg et al., 2005; Law et al., 2009). So haben Kinder mit einer SES im Durchschnitt niedrigere Schulabschlüsse, ein höheres Risiko im Laufe ihres Lebens an einer psychischen Störung zu erkranken und sie sind im Erwachsenenalter häufiger von Arbeitslosigkeit betroffen als Gleichaltrige mit einer typischen Sprachentwicklung.

Wie äußert sich eine SES?

Die sprachlichen Abweichungen können sowohl das **Verstehen** gesprochener oder geschriebener Sprache als auch die **Produktion** von Sprache betreffen. Symptome finden sich in mindestens einem, in der Regel jedoch in mehreren linguistischen Entwicklungsbereichen. So können Kinder mit einer SES im Bereich der lexikalischen Entwicklung beispielsweise Abweichungen von der typischen Sprachentwicklung zeigen, die in Form eines stark begrenzten Wortschatzes und der übermäßig häufigen Verwendung von Vielzweckwörtern (z. B. „machen", „Dings") auffallen. Sprachliche Abweichungen im Bereich der Grammatik äußern sich beispielsweise durch kurze und unvollständige Sätze oder fehlerhafte Beugung von Wörtern (z. B. „du trinkt" statt „du trinkst"). In Tabelle 3 sind einige häufige Symptome einer SES aufgelistet, aufgeteilt in die linguistischen Ebenen. Sie werden anschließend für die verschiedenen Altersbereiche detailliert erklärt.

Tab. 3: Symptome einer SES

Linguistische Ebene	Symptom	Beispiel
Semantik	Fehlendes Kategorisieren	Das Kind erkennt die Begriffe „Tiger“ und „Katze“ nicht als zugehörig zur Gruppe „Tiere“.
Semantik (Lexikon)	Eingeschränktes Wortverständnis	Versteht im Vergleich zu Gleichaltrigen weniger Wörter
Semantik (Morphologie und Syntax)	Eingeschränktes Satzverständnis	Versteht im Vergleich zu Gleichaltrigen Sätze weniger gut oder gar nicht
Lexikon	Verspäteter Sprechbeginn	Produziert keine bzw. ganz wenige Worte im zweiten Lebensjahr
Lexikon	Langsamer Wortschatzzuwachs	Spricht mit 2;0 Jahren weniger als 50 verschiedene Wörter
Lexikon	Eingeschränkter produktiver Wortschatzumfang	Ab 3;0 Jahren: ▪ Übermäßiger Gebrauch unspezifischer Wörter: „machen“, „tun“, „Dings“, „Sachen“ oder auch „arbeiten“ statt „schrauben“ ▪ Häufige Fehlbenennungen: „Tasche“ statt „Koffer“ ▪ Vermehrte Wortneuschöpfungen: „Fußfinger“ statt „Zeh“ ▪ Wenige Verben, sehr wenige Präpositionen, vergleichsweise viele Nomen im Wortschatz
Lexikon	Verlangsamter Wortabruf	Viele Pausen, Füllwörter („ähm“), Abbrüche oder Vermeidungen („Ach egal.“)
Morphologie	Fehlende oder fehlerhafte Genuszuweisung	„*die* Hund“ statt „*der* Hund“
Morphologie	Fehlende oder fehlerhafte Kasusmarkierung	„Ich gebe *die* Stift ab.“ statt „Ich gebe *den* Stift ab.“
Morphologie	Fehlende oder fehlerhafte Flexion	„Du geh*en* nach Hause.“ statt „Du geh*st* nach Hause.“; „Apfel*n*“ statt „Äpfel“
Syntax	Unvollständige Sätze	„Du gehst Hause.“ statt „Du gehst *nach* Hause.“

Linguistische Ebene	Symptom	Beispiel
Syntax	Verbendstellung im Hauptsatz	„Ich Fußball *spiele.*“ statt „Ich *spiele* Fußball.“
Syntax	Keine Nebensatzstrukturen	„Vor die Wand gefahren. Er ist kaputt.“ statt „Er ist kaputt, *weil* er vor die Wand gefahren ist.“
Syntax	Verbzweitstellung im Nebensatz	„Ich beeile mich, weil wir *gehen* in die Stadt.“ statt „Ich beeile mich, weil wir in die Stadt *gehen.*“
Phonetik	Fehlerhafte Lautproduktionen[1]	Lispeln
Phonologie	Fehlerhafte Lautverwendung	„Tule“ statt „Schule“, „Hugheug“ statt „Flugzeug“, „Keide“ statt „Kreide“, „Jufbabon“ statt „Luftballon“
Kommunikation – Pragmatik	Verständnisschwierigkeiten von Erzählungen und in Interaktionen[2]	▪ Fehlende Integration von nonverbalen und verbalen Kommunikationsmitteln: Gestik und Mimik müssen zum Verständnis mitberücksichtigt werden ▪ Kein Verständnis von Ironie, Sarkasmus, Witz oder Metaphern ▪ Fehlende Berücksichtigung des Kontextes oder gemeinsamen Vorwissens: „Ich habe keinen Stift.“ wird nicht als Bitte verstanden, einen für das Kind griffbereiten Stift anzureichen
Kommunikation – Pragmatik	Eingeschränkte Fähigkeiten zur Gesprächsführung, Verletzung von Gesprächskonventionen	Unterbrechungen des Gegenübers, Missachtung von Gesprächsbeiträgen und inhaltlich unpassende Antworten, Wiederholungen von Gesprächsbeiträgen
Kommunikation – Pragmatik	Eingeschränkte Erzählfähigkeiten	Akteur:innen werden nicht eingeführt, es werden zu wenige Informationen oder in missverständlicher Reihenfolge vermittelt

1 Fehlerhafte Lautproduktionen können bei Kindern mit SES als ein Symptom von vielen auftreten. Solche fehlerhaften Lautproduktionen können jedoch auch völlig isoliert als reine Artikulationsstörung (auch phonetische Störung genannt) auftreten. Weitere Informationen zu phonetischen Störungen, die zu der Gruppe der Aussprachestörungen gehören, finden sich bei Fox-Boyer, Groos und Schauss-Golecki (2015).

2 Weitere Informationen zu kommunikativ-pragmatischen Störungen finden sich bei Achhammer, Schröder und Spreer (2019).

Frühe Identifikation eines Risikos für SES (2.–3. Lebensjahr)

Mittlerweile gut belegt ist die sogenannte 50-Wortmarke als wichtiger Meilenstein in der sprachlichen Entwicklung von Kindern. Kinder, die zu ihrem zweiten Geburtstag **keine 50 Wörter sprechen oder zwei Wörter kombinieren** (z. B. „Bär haben" oder „Milch alle"), werden als sogenannte **Late Talker** bezeichnet. In der Regel wird dieses Kriterium innerhalb der Vorsorgeuntersuchungen beim Kinderarzt bzw. der Kinderärztin abgefragt. Anhand von Elternfragebögen können zum Beispiel in relativ kurzer Zeit der produktive Wortschatz der Kinder und das Risiko einer verzögerten Sprachentwicklung festgestellt werden. Im deutschsprachigen Raum stehen zahlreiche Verfahren zur Verfügung, die im Alter zwischen 12 und 40 Lebensmonaten eingesetzt werden können. Kern der Fragebögen ist jeweils eine Liste von Wörtern (je nach Alter unterschiedlich lang), bei denen die Bezugspersonen ankreuzen, welche Wörter ihr Kind bereits versteht und/oder spricht. Die Elternfragebögen „Sprachbeurteilung für Eltern" (Suchodoletz & Sachse, 2009; Suchodoletz et al., 2009), die als Kurztests für die U7 und U7a konzipiert wurden, sind auch in zahlreichen nicht-deutschen Sprachen vorhanden. So kann gerade bei mehrsprachig aufwachsenden Kindern der produktive Wortschatz in möglichst allen Sprachen, die innerhalb ihrer Umwelt gesprochen werden, erfasst werden.
Spricht ein Kind zu seinem zweiten Geburtstag noch keine 50 Wörter, ist dies zunächst als Risiko für die weitere Entwicklung einzustufen. Wird dies im Rahmen der Vorsorgeuntersuchung festgestellt, werden in der Regel weitere Risikofaktoren für die sprachlich-kommunikative Entwicklung abgefragt und ggf. weiterführende diagnostische Schritte eingeleitet. Gibt es etwa Hinweise auf Schwierigkeiten beim Hören, wird eine Abklärung des Hörens erfolgen.
Es wird dringend angeraten, die Sprachentwicklung von Late Talkern engmaschig zu beobachten und notwendige Unterstützungsmaßnahmen bereits jetzt einzuleiten (siehe Abschnitt *„Der Weg zur Sprachtherapie"*).

SES im Vorschulalter (3.–6. Lebensjahr)

Ab drei Jahren lässt sich eine SES zuverlässig diagnostizieren. Charakteristisch für eine SES ist vor allem ein langes Verharren in einer Entwicklungsstufe. Die sprachliche Entwicklung scheint insgesamt nur langsam voranzugehen und es können Symptome im **Wortschatz**, der **Grammatik**, der **Phonologie** und/oder **Pragmatik** auftreten. Ebenso ist häufig das Sprachverstehen der Kinder deutlich beeinträchtigt. Aufgrund eines geringeren Wortschatzes und der **Schwierigkeiten im Verstehen** komplexer Sätze kann es Kindern mit SES sehr schwerfallen, etwa Aufforderungen oder Fragen zu verstehen. Nicht selten

reagieren sie dann mit Floskeln wie etwa „Weiß ich nicht“. Einige Kinder neigen auch dazu, sich aus sprachlichen Situationen herauszuziehen. Sie verweigern zum Beispiel für sie anstrengende Vorlesesituationen oder „stören“ in sprachlastigen Situationen (z. B. Erzählkreis in der Kindertageseinrichtung).
Zwischen dem dritten und sechsten Lebensjahr ist nicht mehr der *eine* Marker für eine SES auszumachen. Kinder mit SES können auf allen sprachlichen Ebenen Symptome (siehe Tabelle 3) zeigen.
Im medizinischen Bereich ist auch hier wiederum der Kinderarzt bzw. die Kinderärztin dafür verantwortlich, die sprachliche Entwicklung im Rahmen der Vorsorgeuntersuchungen (U7a bis U9 im Alter zwischen 3 und 5 ¼ Jahren) einzuschätzen und bei Auffälligkeiten weiterführende diagnostische Schritte einzuleiten. Nicht jede SES wird jedoch bei den Vorsorgeuntersuchungen entdeckt. Sollten Eltern unsicher in Bezug auf die sprachliche Entwicklung ihres Kindes sein, sollten sie in jedem Fall ihren Kinderarzt bzw. ihre Kinderärztin darauf ansprechen und eine weiterführende Abklärung bei einer sprachtherapeutischen/logopädischen Fachperson einfordern.
Zusätzliche Unterstützung und Beratung können Eltern auch bei den pädagogischen Fachkräften der betreuenden Kindertageseinrichtung suchen. Wie erleben diese das Kind im Kita-Alltag? Wie schätzen die Fachpersonen dort die sprachlichen Fähigkeiten des Kindes ein? Haben sie ähnliche Beobachtungen wie die Eltern machen können?

SES im Schulalter

Die der SES zugrunde liegenden Schwierigkeiten in der Sprachverarbeitung sind in der Regel nicht behandelbar und bleiben langfristig bestehen. Entsprechend verschwindet eine SES auch nicht einfach oder wächst sich gar aus. Bei frühzeitiger Behandlung können die Kinder häufig deutliche Fortschritte in ihrer sprachlichen Entwicklung erzielen und auch **schulisch und beruflich erfolgreich** sein. Trotz zahlreicher Bemühungen im medizinischen und pädagogischen Bereich zur frühen Erkennung von sprachlichen Schwierigkeiten (Vorsorgeuntersuchungen, Sprachstandserhebungen in der Kita), kommt es jedoch weiterhin vereinzelt vor, dass eine SES erst spät im Schulalter erkannt wird.
Im Schulalter sind die Symptome einer SES meist nicht mehr so offensichtlich wie im Vorschulalter. Betroffene Kinder haben vielleicht bereits die wichtigsten grammatischen Regeln sowie einen grundlegenden Wortschatz erworben, sodass sie im Alltagsgeschehen gut zurechtkommen. Sie können einfache Wünsche ausdrücken, mit anderen Kindern kommunizieren und nutzen zum Verstehen in Alltagssituationen vor allem auch die sie umgebende Situation, um zusätzliche Hinweise zum Entschlüsseln einer Äußerung zu bekommen. Insbesondere Schwierigkeiten im Sprachverstehen (z. B. beim Verstehen

von Aufgabenstellungen oder Erläuterungen der Lehrperson) sind mitunter nur sehr schwer zu erkennen, da Kinder mit SES häufig selbst nicht merken oder anzeigen, dass sie etwas nicht komplett verstanden haben. Sie melden sich nicht oder fragen nicht nach, sondern „tauchen ab“.

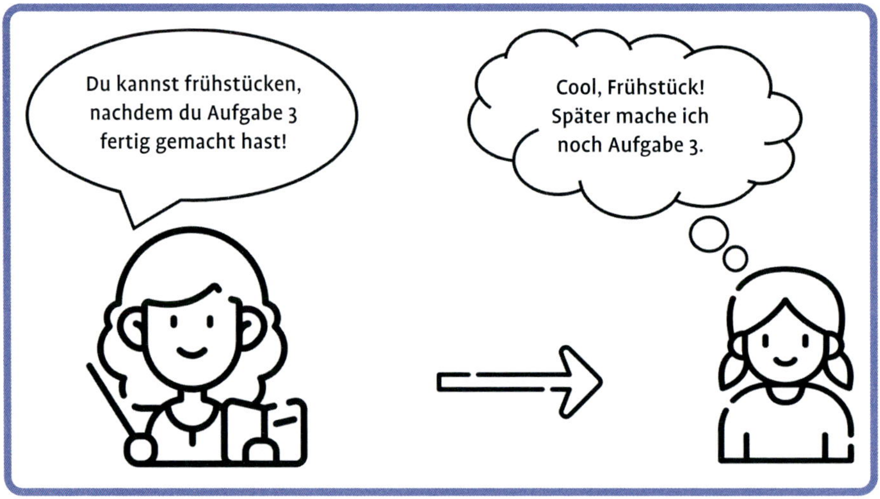
Du kannst frühstücken, nachdem du Aufgabe 3 fertig gemacht hast!
Cool, Frühstück! Später mache ich noch Aufgabe 3.

Abb. 6: Sprachverständnisschwierigkeiten im Unterricht

Neues Wissen wird im Unterricht vor allem über Sprache vermittelt. Die Lehrkraft erklärt den neuen Stoff und bespricht ihn mit der Klasse. Verfügt ein Kind nicht über die sprachlichen Kompetenzen, um die Erklärungen der Lehrperson zu verstehen, kann es nicht angemessen am Unterricht teilnehmen und neues Wissen erwerben. Auch haben Kinder mit einer SES häufig Probleme im Erwerb von Lesen und Schreiben. Zeigen sich solche Nachteile für den Wissens- und Kompetenzerwerb des Kindes und sind seine schulischen Lernprozesse durch die SES beeinflusst, dann sollte das Vorliegen eines **sonderpädagogischen Förderbedarfes im Bereich Sprache und Kommunikation** geprüft werden. In diesem Fall hat das Kind Anspruch auf sprachlich-kommunikative Hilfen im Unterricht und ggf. auch auf weitere Fördermaßnahmen in der Schule (siehe Abschnitt *„Therapie ist nicht alles! – Ganzheitliche interdisziplinäre Maßnahmen“*).
Darüber hinaus kann ein häufiges Nicht-Verstehen und Nicht-Mitkommen im Unterricht auch dazu führen, dass sich das Kind alternative Beschäftigungen sucht, um die Zeit im Unterricht für sich sinnvoll zu nutzen. Einige Kinder neigen dann vielleicht dazu, sich zurückzuziehen, aus dem Fenster zu schauen oder auch Bilder zu malen. Sie wirken abwesend, scheinen nicht zuzuhören. Andere weichen vielleicht auf Bewegungen aus,

werden an ihrem Platz unruhig oder beginnen vielleicht Mitschüler:innen abzulenken. Häufig wird das beschriebene Verhalten jedoch nicht auf sprachliche Schwierigkeiten zurückgeführt, sondern vielmehr als sozial-emotionale Auffälligkeit interpretiert. Solch vermeintliches **Störverhalten im Unterricht** hat in den seltensten Fällen etwas mit böswilliger Absicht der Kinder zu tun. In einigen Fällen kann es ein Resultat aus dem Nicht-Verstehen des Unterrichtsgeschehens sein. So bleiben bei einem Großteil der Kinder, die einen festgestellten sonderpädagogischen Förderbedarf im Bereich der sozial-emotionalen Entwicklung haben, sprachliche Schwierigkeiten oft unentdeckt. Bei etwa 80 Prozent dieser Schüler:innen liegen mindestens leichte sprachliche Schwierigkeiten vor. Knapp die Hälfte der Kinder zeigt sogar sehr deutliche sprachliche Probleme. Die oben beschriebenen Verhaltensweisen sind nur einige Beispiele, die innerhalb des schulischen Kontextes auftreten können. Deutlich wird jedoch, dass im Schulalter vor allem auch Lehrpersonen nach Gründen für ein vermeintlich auffälliges Verhalten – ob in Form eines Rückzuges oder in Richtung „Störverhalten" – suchen sollten. Eine **unentdeckte SES** kann hier möglicherweise eine Erklärung sein.

Wie kommt es zu einer SES?

Sprachliche Fähigkeiten entstehen aus einem Zusammenspiel von angeborenen Faktoren und Umweltfaktoren, also z. B. dem sprachlichen Input durch Bezugspersonen. Für die Entstehung einer SES sind nach aktuellem Kenntnisstand insbesondere **angeborene Faktoren verantwortlich.** Jedoch kann kein einzelnes Gen oder Komplikationen in der Schwangerschaft als konkrete Ursache ausgemacht werden. Zahlreiche Faktoren im Kind selbst oder außerhalb des Kindes können die Entstehung einer SES begünstigen bzw. mindern und auch den Schweregrad einer SES beeinflussen.
Zu den Faktoren im Kind selbst gehören z. B. genetische oder biologische Veranlagungen, die Einfluss auf die auditiven, kognitiven, motorischen und sozialen Verarbeitungsleistungen des Kindes haben. Zu den Umweltfaktoren gehören neben den sprachlich-kommunikativen Anregungen durch Bezugspersonen auch das sozio-kulturelle Umfeld ebenso wie die familiäre Situation und mögliche Erkrankungen oder Probleme der Bezugspersonen. Darüber hinaus können sich im weiteren Entwicklungsverlauf negative Einflüsse durch ungünstige Reaktionen des Umfeldes in Familie, Kita und Schule auf die SES des Kindes zeigen, was wiederum zu weiteren Problemen und Verstärkungen der Problematik führen kann.

Innere Voraussetzungen des Kindes

Wie im Abschnitt *„Wie verläuft die Sprachentwicklung?“* deutlich geworden ist, hat das Kind verschiedene Fähigkeiten, die das Entdecken von Sprache (Laute, Wörter, Sätze) im Input der Bezugspersonen ebenso ermöglichen wie das Erkennen von sprachlichen Regeln (Wortbildung, Satzbildung) und von Sprache als Medium für Kommunikation und Interaktion. Diese Fähigkeiten werden als sprachrelevante Fähigkeiten der Wahrnehmung, der Kognition und der sozialen Kognition bezeichnet. Hinzu kommt für die Sprachproduktion (Sprechen von Lauten, Wörtern, Sätzen) die Koordination von über 100 Muskeln (Mundmotorik, Atmung, Kehlkopfmuskulatur).

Genetische und biologische Faktoren

Mit einer Vielzahl an Studien konnte belegt werden, dass **genetische Faktoren** eine bedeutsame Rolle für die Entstehung einer SES spielen. In Familien, in denen bereits ein **Familienmitglied eine SES** oder Schwierigkeiten im Schriftspracherwerb hat bzw. hatte, haben Kinder mit deutlich höherer Wahrscheinlichkeit eine SES, als es in Familien der Fall ist, in denen bislang kein Familienmitglied Schwierigkeiten im Sprach- oder Schriftspracherwerb hatte. Ebenfalls konnten Zwillingsstudien den Einfluss genetischer Faktoren als Risikofaktor für SES zeigen. Eineiige Zwillinge bilden im Vergleich zu zweieiigen Zwillingen häufiger gemeinsam eine SES aus (Bishop et al., 1995; Lewis & Thompson, 1992; Tomblin & Buckwalter, 1998). Auch im Bereich der Forschung nach Genen oder Genorten konnten vereinzelt Verbindungen zu SES aufgezeigt werden. *Das* SES-Gen scheint es allerdings nicht zu geben.

Eine SES kann auch assoziiert mit einer anderen, umfassenden Beeinträchtigung (wie beispielsweise einem genetischen Syndrom) auftreten, die dann als Mitverursachung der sprachlichen Beeinträchtigung zu betrachten ist (siehe Abschnitt *„Was ist eine Sprachentwicklungsstörung?“*). Darüber hinaus können auch durch einen **Alkohol- oder Drogenmissbrauch** während der Schwangerschaft oder auch durch **Komplikationen vor und während der Geburt** (z. B. Sauerstoffmangel, extreme Frühgeburten) dauerhafte Schädigungen im Gehirn entstehen, die sich dann auf die Sprachentwicklung negativ auswirken und die Entstehung einer SES (mit-)verursachen können.

(Hör-)Wahrnehmung

Um Lautsprache verstehen, analysieren und erwerben zu können, müssen die Kinder diese hören und dabei die unterschiedlichen Laute und Wörter ebenso erkennen können wie Betonungen und Sprachmelodie. Dazu muss das Kind in einer Kommunikations- und Sprachlernsituation neben der Sprache auch die Kommunikationspartner:innen beachten und/oder die Objekte, über die geredet wird. Hierfür müssen die Informationen aus unterschiedlichen Modalitäten (Hören, Sehen, Fühlen, Riechen, Schmecken) miteinander verknüpft werden. Ist einer der Sinne beeinträchtigt, kann sich dies auch auf die Sprachentwicklung auswirken.

Die größte Bedeutung hat aber sicher das Gehör. So können schwere Hörschädigungen ursächlich für das Auftreten einer SES sein. Auch wurden bei Kindern mit Aussprachestörungen, die als Teilsymptomatik von SES auftreten können, gehäuft Schwerhörigkeiten festgestellt. Diese lagen dann dauerhaft oder vorübergehend in Form von häufigen Mittelohrentzündungen oder Paukenergüssen vor. Relevant für die Sprachentwicklung scheint dabei nicht die Häufigkeit der Mittelohrentzündungen zu sein, sondern eher die Jahreshörbilanz, also die zusammengerechnete Zeit im Jahr, in der das Kind nicht gut hören kann.

Das Hören ist allerdings vielfältiger als der Unterschied von Laut und Leise oder die Unterscheidung verschiedener Tonhöhen. Für die Analyse und Unterscheidung von Sprachlauten (Konsonanten, kurze und lange Vokale) muss das Kind zum Beispiel auch die Klangfarbe und bei der Unterscheidung von /d/ - /t/ oder /g/ - /k/ feine akustische Unterschiede beachten.

Diese Fähigkeiten zur sogenannten Lautanalyse sind dann auch für die Entwicklung von Schriftsprache eine wichtige Voraussetzung (siehe Abschnitt *„Entwicklung der Schriftsprache“*). Darüber hinaus ist ebenso das Richtungshören (z. B.: Wo kam das Geräusch gerade her?) oder die Trennung von Vorder- und Hintergrundgeräuschen (z. B. das Herausfiltern von Sprache bei gleichzeitigen Umweltgeräuschen) wichtig für das Sprachverstehen in unterschiedlichen Kommunikationssituationen. Im Umkehrschluss stellen Hörprobleme daher ein Risiko für die Sprachentwicklung dar.
Wichtig zu betonen ist, dass hochgradig schwerhörige oder gehörlose Kinder, die die Deutsche Gebärdensprache (DGS) erwerben, auch keine SES in der Lautsprache haben, wenn sie diese nicht lernen. Die DGS ist eine vollwertige Sprache, die anders als Lautsprachen nicht oral-auditiv, sondern gestisch-visuell ist (siehe Abschnitt *„Kommunikation und Sprache“*).

Phonologisches Arbeitsgedächtnis

Das sogenannte phonologische Arbeitsgedächtnis (sprachliches Kurzzeitgedächtnis) spielt eine bedeutsame Rolle in der Ausbildung sprachlicher Fähigkeiten. Mithilfe des phonologischen Arbeitsgedächtnisses halten wir **gesprochene Sprache** für eine kurze Zeit in einem Speicher **aktiv**, um sie anschließend weiterverarbeiten zu können. Die **Weiterverarbeitung** betrifft beispielsweise die sprachliche Analyse des Gehörten in Bezug auf die Lautstruktur und den Abgleich zu unserem sprachlichen Wissen im Langzeitgedächtnis (Lexikon). Dies ist nötig, um gehörte Wörter und Sätze beispielsweise aufschreiben oder angemessen auf diese antworten zu können. Diese Kompetenz wird darüber hinaus benötigt, um das Gehörte in Beziehung zu den Situationen zu setzen, in denen wir gerade kommunizieren (z. B.: Wer spricht? Über was? Worauf zeigt er/sie? Wer ist noch im Gespräch dabei?). Hierfür nutzt das Kind die in der Interaktion neben der Sprache noch enthaltenen nonverbalen und verbalen Hinweisreize (z. B. Mimik, Gestik, Blickrichtung der Bezugsperson).
Je größer die Kapazität des phonologischen Arbeitsgedächtnisses ist, desto besser kann das Kind sprachliche Regelmäßigkeiten (Grammatik) und Bedeutungen (Wortschatz, situative Zusammenhänge) erkennen und lernen. Geringe Arbeitsgedächtniskapazitäten stellen daher ein Risiko für eine SES dar. Zahlreiche Studien konnten zeigen, dass Personen mit SES geringere Leistungen im phonologischen Arbeitsgedächtnis aufweisen. Daher wird im Rahmen der Diagnostik häufig auch die Leistung des sprachlichen Arbeitsgedächtnisses untersucht.

Äußere Faktoren

Familiäres Umfeld

Immer wieder werden SES in den Medien mit der Anregung durch das Elternhaus in Verbindung gebracht. Anhand der aktuellen Studienlage lässt sich dieser Zusammenhang allerdings nicht so klar bestätigen. So haben familiäre Umweltfaktoren einen deutlich geringeren Einfluss auf die Entstehung von SES als häufig vermutet. Weder können sie allein das Auftreten einer SES erklären, noch können einzelne familiäre Faktoren, wie zum Beispiel ein hoher sozioökonomischer Status, das Auftreten einer SES verhindern. Dennoch kann die familiäre Lebensumwelt des Kindes Einfluss auf die Sprachentwicklung nehmen und das **Kind in seiner Entwicklung unterstützen.** Eine sprachlich anregende Lernumwelt kann vor allem Einfluss auf den Wortschatz des Kindes nehmen und damit eine wichtige Grundlage für den Bildungserfolg darstellen (siehe Abschnitt *„Was können Eltern und pädagogische Fachkräfte zur Unterstützung tun?“*).

Ungünstige Reaktionen des Umfeldes

Ein indirekter und häufig unterschätzter Faktor wirkt sich im weiteren Kindesalter bei Kindern mit SES negativ auf die Entwicklung und das Verhalten aus. So werden Kinder mit geringen sprachlichen Fähigkeiten oder einer SES von gleichaltrigen Spielpartner:innen *(Peers)*, aber auch von Erwachsenen (z. B. Erzieher:innen, Verwandte) als unreif wahrgenommen. Dies kann zu einem sozialen Rückzug des Kindes und zu Missverständnissen führen. Da das Kind infolgedessen Kommunikations- und Spielsituationen meidet und eher mit deutlich jüngeren Kindern spielt, sammelt es soziale Erfahrungen in einem geringeren Maße als andere gleichaltrige Kinder. Damit verstärkt sich aber die Wahrnehmung von Unreife und es kommt in einer Spirale zu Frustrationen und Auffälligkeiten im Verhalten. Auch neigen Eltern und Bezugspersonen dazu, mit Kindern mit einer SES eher in sehr einfachen und geschlossenen Sätzen und Fragen zu sprechen. Damit sind die Kommunikationserfahrungen der Kinder nicht so anregend, wie sie sein könnten. Daher setzen Elterntrainingsprogramme vor allem am Kommunikationsverhalten der Bezugspersonen an. Wie bereits oben ausgeführt, ist das elterliche Sprachangebot nicht auslösend für eine SES. Aber die Art der sprachlich-kommunikativen Reaktion der Eltern auf sprachliche Probleme ihres Kindes kann einen Unterschied für die sprachliche Entwicklung des Kindes machen (siehe Abschnitt *„Was können Eltern und pädagogische Fachkräfte zur Unterstützung tun?“*).

| Wo erhalte ich fachlichen Rat?

Grundsätzlich ist die Varianz der Sprachentwicklung zwischen Kindern in allen Altersbereichen groß. Dennoch lassen sich bereits früh erste Hinweise auf eine verzögerte Sprachentwicklung und spätestens im Alter von drei Jahren eine SES feststellen (siehe Abschnitt *„Was ist eine Sprachentwicklungsstörung?"*). Aufgrund des deutlich erhöhten Risikos für Kinder mit SES, langfristig Nachteile in der sprachlichen Entwicklung sowie in ihrem gesamten Bildungs- und Lebensweg zu erfahren, wird eine frühe Behandlung der SES dringend empfohlen.
Erste Ansprechperson bei Fragen rund um die kindliche Entwicklung sind zunächst die **Kinderärztinnen und Kinderärzte.** Wie bereits oben mehrfach erwähnt, versuchen sich diese vor allem im Rahmen der regelmäßigen **Vorsorgeuntersuchungen** ein umfassendes Bild von der Entwicklung eines jeden Kindes zu machen, um frühzeitig Schwierigkeiten entdecken und weitere Maßnahmen einleiten zu können. Darüber hinaus sind **Phoniater:innen, Pädaudiolog:innen** und **HNO-Ärzt:innen** auf die medizinische Diagnostik im Bereich Sprache, Sprechen und Hören spezialisiert. Auch hier können Eltern bei Unsicherheiten und Sorgen Rat suchen und eine Einschätzung der sprachlichen Entwicklung einfordern.
Sprachtherapeut:innen und **Logopäd:innen** sind letztlich die Expert:innen für die Einschätzung der Sprachentwicklung von Kindern und können bei Bedarf eine entsprechende Unterstützung von Kind und Familie bieten. Sie sind für die ausführliche Untersuchung der sprachlichen Fähigkeiten von Kindern und der darauf aufbauenden Unterstützung der Familie verantwortlich (siehe Abschnitt *„Wie läuft eine Sprachtherapie ab?"*).

Für Eltern von Kindergartenkindern sind zudem auch die **Erzieher:innen** wichtige Ansprechpersonen rund um Fragen zur kindlichen Entwicklung. Eine wichtige Aufgabe von Erzieher:innen ist es, die Kinder im Alltag zu beobachten, Entwicklungsschritte zu dokumentieren und die Entwicklung von Kindern ganzheitlich zu fördern. Sprache spielt dabei häufig eine tragende Rolle. Eltern, die sich um die sprachliche Entwicklung ihres Kindes sorgen, können daher auch gut die Erzieher:innen um ihre Einschätzung bitten. Sie können rückmelden, wie sie den sprachlichen Entwicklungsstand im Vergleich zu gleichaltrigen Kindern einschätzen. Zudem kennen sich die Erzieher:innen häufig in der Region gut aus und wissen, wo und wie Eltern weiterführende Hilfe erhalten.

Im schulischen Kontext verfügen insbesondere **sonder-/inklusionspädagogische Lehrkräfte** über die notwendigen Kompetenzen, um Schüler:innen mit SES zu unterstützen. Wichtig ist, dass sie über eine Spezialisierung im Bereich Sprache und Kommunikation verfügen. Sie sind besonders für die Regelschullehrkräfte vor Ort, aber auch für die Eltern wichtige Ansprechpersonen, wenn es um die schulische Entwicklung des Kindes mit SES geht. Sie können allen Lehrkräften des Kindes wertvolle Hinweise zur Anpassung des Unterrichts (oder auch Unterrichtsmaterials) hinsichtlich sprachlicher Barrieren geben. Sie dokumentieren in der Regel die Entwicklung des Kindes über die Schulzeit hinweg und überlegen gemeinsam mit den Kolleg:innen, wie das Kind bestmöglich am Unterricht partizipieren und in seiner sprachlichen Entwicklung gefördert werden kann. Wichtig ist in jedem Fall, dass alle Beteiligten darauf achten, dass auch die anderen Fachdisziplinen, die für das Kind mitverantwortlich sind, über Hilfen wie zusätzliche Therapie und Förderung informiert sein sollten. Es ist zu berücksichtigen, dass sich eine SES auf die Teilhabe des Kindes an Bildungsangeboten in Kita und Schule auswirkt.

Über die lokalen Unterstützungsmöglichkeiten im Gesundheits- und Bildungswesen hinaus gibt es mittlerweile erste **digitale Sprechstunden** für Eltern und Fachpersonen, die eine erste Anlaufstelle bei Sorgen um die Sprachentwicklung eines Kindes sein können (z. B. www.sprachnetz.uni-halle.de). Auch wird dort ein Versuch gestartet, dass sich die Fachkräfte an einem digitalen runden Tisch zum Kind austauschen und ihre Hilfen aufeinander beziehen. Eine weitere Anlaufstelle bei Fragen zur Versorgung oder dem Wunsch zur Vernetzung mit anderen betroffenen Familien stellt die GISKID (Gesellschaft für interdisziplinäre Spracherwerbsforschung und kindliche Sprachstörungen im deutschsprachigen Raum e. V.) dar. Auf der Internetseite der GISKID wird zurzeit u. a. ein Forum zur Vernetzung betroffener Familien aufgebaut (www.giskid.eu).

Tab. 4: Zuständigkeiten und Expertisen von Fachpersonen im Bereich der Sprachentwicklung (in Anlehnung an Sallat et al., 2017, S. 17)

Fachperson	Zuständigkeiten/Expertise
Kinderärzt:in/Pädiater:in	▪ Einschätzung der Sprachentwicklung als Teil der Gesamtentwicklung des Kindes im Rahmen der Vorsorgeuntersuchungen; ▪ Einleiten von Differenzialdiagnostik; Prävention; Intervention/Therapie
Phoniater:in	▪ Fachärzt:in für Sprach-, Stimm- und Hörstörungen; Differenzialdiagnose in Bezug auf die Funktion (z. B. Spezifische Sprachentwicklungsstörung)
Hals-Nasen-Ohren-Ärzt:in	▪ Funktion und Erkrankungen im Bereich Hals, Nase, Ohren; Differenzialdiagnose in Bezug auf Strukturen
Kinder- und Jugendpsychiater:in	▪ Abgrenzung der Sprach- und Kommunikationsstörung zu psychischen Störungen und Störungen der sozialen Wahrnehmung
Sprachtherapeut:in mit Kassenzulassung: z. B. Abschluss in (akademischer) Logopädie, Sprachtherapie, Patholinguistik, klinische Linguistik, klinische Sprechwissenschaft	▪ Therapieableitung; Therapieplanung und Durchführung; Diagnostik; Beratung (Eltern – ggf. Kita) ▪ Therapie, üblicherweise 1- bis 2-mal wöchentlich, Dauer 45 Minuten ▪ Einzeltherapie
Sprachheilpädagog:in/Sonderpädagog:in/ Inklusionspädagog:in mit Spezialisierung auf dem Förderschwerpunkt Sprache	▪ Sprachheilpädagogischer Unterricht für Kinder mit einem sonderpädagogischen Förderbedarf in inklusiven Grundschulen oder Förderschulen/Förderzentren mit dem Förderschwerpunkt Sprache ▪ Beratung von Regelschullehrkräften und Eltern zur Beschulung von Kindern mit sonderpädagogischem Förderbedarf
Sozialpädagog:in	▪ Familienhilfe, Familienbegleitung
Pädagogische Fachkräfte aus Kita und Schule, im Idealfall mit sprachbezogener Zusatzausbildung	▪ Ganzheitliche Sprachförderung ▪ in Kleingruppen

Was passiert in einer Sprachtherapie und ist diese erfolgversprechend?

Der Weg zur Sprachtherapie

Ist eine Beeinträchtigung der Sprachentwicklung eines Kindes durch Kinderärzt:innen, HNO-Ärzt:innen oder Pädaudiolog:innen festgestellt worden, erhalten die Erziehungsberechtigten eine Verordnung für Maßnahmen der Sprachtherapie/Logopädie. Nach Erhalt dieser Verordnung können sich die Erziehungsberechtigten für einen Termin an eine sprachtherapeutische bzw. logopädische Einrichtung wenden.
Die differenzierte Feststellung einer SES sowie deren Behandlung finden in der Regel **ambulant**, meistens in **niedergelassenen Praxen** statt. In einigen begründeten Fällen werden Behandlungen auch in Kindertagesstätten, Schulen oder als Hausbesuch durchgeführt. Neben Therapien in Präsenz sind prinzipiell auch Online-Behandlungen (telemedizinische Leistungen in Form einer Videotherapie) möglich, sofern die Kinder über eine ausreichende Medienkompetenz und Konzentrationsfähigkeit verfügen und eine Bezugs- oder Betreuungsperson während der Sitzung anwesend ist. Bei Kindern, die jünger als 4 Jahre alt sind, ist jedoch ein persönlicher Kontakt durch eine(n) Therapeut:in angebracht, sodass für diese Kinder keine Online-Behandlungen zulässig sind.
Wenn ein Kind noch sehr jung ist oder in weiteren Entwicklungsbereichen – wie z. B. der Kognition oder Motorik – Schwierigkeiten hat, ist gegebenenfalls eine Behandlung in interdisziplinären oder heilpädagogischen Frühförderzentren oder sozialpädiatrischen Zentren (SPZ) sinnvoll. Nur in seltenen Fällen ist eine intensive, (teil-)stationäre Behandlung in einer speziellen Klinik notwendig. Die überweisenden Mediziner:innen helfen dabei, die richtige Einrichtungsform für das einzelne Kind zu finden.

Wer führt eine Sprachtherapie durch?

Im deutschsprachigen Raum gibt es unterschiedliche Studiengänge und Ausbildungswege, die zur Ausübung des Heilmittels „Sprachtherapie“ befähigen. Die Berufsbezeichnungen der behandelnden Therapeut:innen können daher variieren. In den meisten Fällen führen jedoch **Sprachtherapeut:innen** und **Logopäd:innen** eine sprachtherapeutische Behandlung durch. Aber auch z. B. klinische Linguist:innen, Patholinguist:innen und Atem-, Sprech- und Stimmlehrer:innen können Kinder mit SES behandeln. Der Einfach-

heit halber wird in diesem Ratgeber für alle sprachtherapeutisch tätigen Personen der Begriff „Sprachtherapeut:in“ bzw. „Therapeut:in“ verwendet.
Erziehungsberechtigte dürfen Therapeut:innen frei wählen. Eine Liste mit Sprachtherapeut:innen in Wohnortnähe kann z. B. bei den behandelnden Ärzt:innen, den Berufsverbänden oder den Sozialversicherungsträgern (Österreich) erfragt werden bzw. ist online zu finden (siehe Abschnitt *„Weiterführende Literatur, Adressen und Informationen“*).

Wer bezahlt die Sprachtherapie?

Im deutschsprachigen Raum ist eine Sprachtherapie bei Kindern, wenn sie von Mediziner:innen veranlasst wird, für die Familien **in der Regel kostenfrei**. Je nach Land (Deutschland, Österreich, Schweiz) werden die Kosten entweder von den Kranken-/ Gesundheitskassen, Sozialversicherungsanstalten, Gemeinden, Kantonen oder dem Staat übernommen.
In Deutschland fällt ausschließlich bei einigen privaten Krankenkassen und der Beihilfe ein Eigenanteil bzw. Selbstbehalt an, wenn der vereinbarte Höchstsatz für das Heilmittel „Sprachtherapie“ überschritten wird. In Österreich ist es abhängig von den jeweiligen Sozialversicherungsanstalten sowie deren Verträgen mit den behandelnden Therapeut:innen, ob ein Teil der Kosten selbst übernommen werden muss.

Ziele der Sprachtherapie

Die Zielsetzungen von Sprachtherapie haben sich in den letzten 20 Jahren verändert. Wurde traditionell das Therapieziel lediglich auf die gestörte Sprachstruktur (z. B. Aussprachefehler, grammatische Auffälligkeiten) bezogen, so wird mit Blick auf die Internationale Klassifikation der Funktionsfähigkeit, Behinderung und Gesundheit (ICF) (engl. International Classification of Functioning, Disability and Health) heute ein Modell der bio-psycho-sozialen Komponenten von Gesundheit und Krankheit verfolgt (World Health Organization [WHO], 2007). Mit diesem werden in der Therapie- und Förderplanung auch die Auswirkungen der Gesundheitsstörung oder Krankheit auf die Aktivitäten der Person und ihre Partizipation oder auch Teilhabe in den Blick genommen. Für Kinder mit SES bedeutet dieser geänderte Blick, dass in der (interdisziplinären) Planung von Förderung und Therapie überlegt werden muss, ob das Kind durch die SES Probleme hat, an Bildungsangeboten in Kita und Schule, an Freizeitangeboten von Gemeinden und Vereinen etc. aktiv teilzunehmen. Dazu interessieren die Auswirkungen der Sprachstörung auf das Selbstkonzept/Selbstbewusstsein und die Psyche des Kindes. Eine Förderplanung und

Therapie sollte demzufolge nicht nur auf das Kind (personenbezogene Faktoren) und seine Sprachstörung (Körperfunktionen und Körperstrukturen) ausgerichtet sein, sondern auch prüfen, inwiefern Bildungs- und Freizeitangebote für die Kinder angepasst werden müssen (Beseitigung sprachlich-kommunikativer Barrieren Fokus auf Umweltfaktoren, Aktivitäten und Teilhabe). Dies wurde in der aktuellen interdisziplinären Leitlinie zur Therapie bei Sprachentwicklungsstörungen berücksichtigt (AWMF, 2022). Diese thematisiert daher u.a. auch die Bildungs- und Teilhaberelevanz von Sprachentwicklungsstörungen sowie notwendige alltags- und unterrichtsintegrierte Maßnahmen und Hilfen in Kita und Schule.

Wie läuft eine Sprachtherapie ab?

Was in einer Sprachtherapie auf das Kind und seine Eltern zukommt, ob dem Kind geholfen werden kann und wie Eltern den Therapieprozess unterstützen können, sind Fragen, die sich betroffene Eltern häufig stellen und auf die wir im Folgenden eingehen möchten.

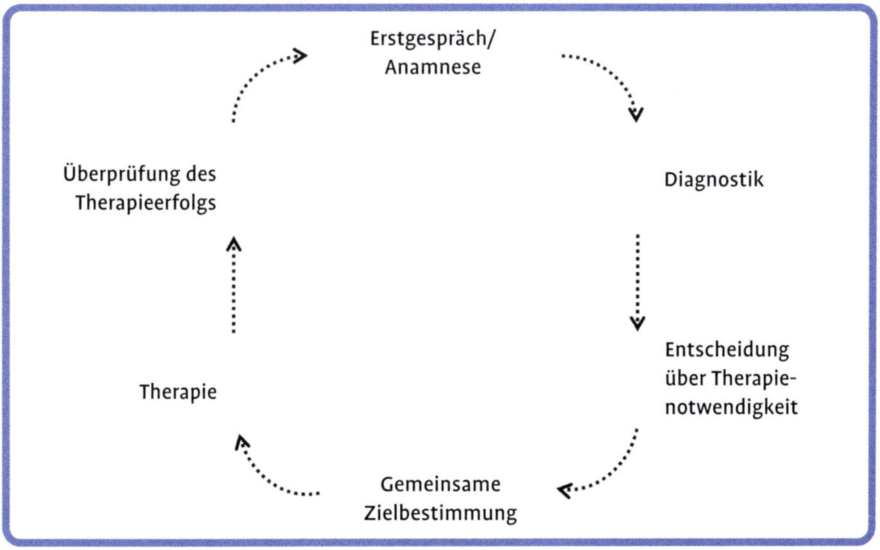

Abb. 7: Ablauf des Diagnostik- und Therapieprozesses

Eine Sprachtherapie beginnt zunächst damit, dass sich der/die Therapeut:in ein genaues Bild von der Art und dem Ausmaß der sprachlich-kommunikativen Schwierigkeiten des Kindes macht, um zu prüfen, ob überhaupt eine SES vorliegt oder um welche andere Störung es sich ggf. handelt. Anschließend folgt die Entscheidung darüber, ob eine

Sprachtherapie notwendig ist. Im gemeinsamen Gespräch mit den Erziehungsberechtigten können darüber hinaus weitere sprachförderliche Aktivitäten und Unterstützungsangebote besprochen und ein oder mehrere konkrete Ziele für die Sprachtherapie formuliert werden. Anschließend erfolgen die individuell auf das Kind ausgerichtete Sprachtherapie sowie eine Überprüfung, wie erfolgreich diese ist. Abbildung 7 stellt den groben Ablauf des Diagnostik- und Therapieprozesses dar.

Erstgespräch/Anamnese

Das Anamnesegespräch stellt in der Regel das erste ausführliche Gespräch zwischen Sprachtherapeut:in und Erziehungsberechtigten dar. Hierin werden **Informationen zur bisherigen Entwicklung**, der Krankheitsgeschichte und den Bedingungen, unter denen das Kind seine Sprache(n) erlernt, zusammengetragen. Konkret wird in der Anamnese erfragt:

- Warum wird das Kind in der sprachtherapeutischen Einrichtung vorgestellt?
- Wie ist die Entwicklung und besonders die Sprachentwicklung bislang verlaufen?
- Gibt es besondere beeinflussende Faktoren oder Risikofaktoren für eine SES (siehe Abschnitt *„Wie kommt es zu einer SES?“*)?
- Hat das Kind früher schon einmal eine sprachtherapeutische Behandlung, eine andere Art der Therapie (z. B. Ergotherapie, Physiotherapie) oder eine Sprachförderung (z. B. in der Kita) erhalten?

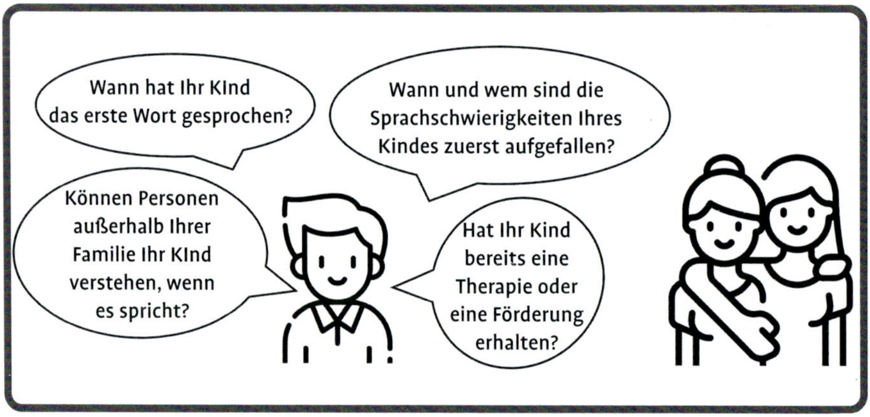
Wann hat Ihr Kind das erste Wort gesprochen?
Wann und wem sind die Sprachschwierigkeiten Ihres Kindes zuerst aufgefallen?
Können Personen außerhalb Ihrer Familie Ihr Kind verstehen, wenn es spricht?
Hat Ihr Kind bereits eine Therapie oder eine Förderung erhalten?

Abb. 8: Anamnesegespräch

Bei mehrsprachig aufwachsenden Kindern werden zusätzlich Informationen dazu erhoben, wie viel Kontakt das Kind bereits zu seinen Sprachen hatte bzw. regelmäßig hat. Dies ist wichtig, um abschätzen zu können, in welcher Sprache wie viele Kompetenzen

überhaupt schon hätten aufgebaut werden können. Hierbei spielt nicht nur der Umfang eine Rolle, sondern auch die Kontexte, in denen diese Sprachen gesprochen werden (z. B. Familie, Kita, Schule, Nachbarn, Hobbys), die Anzahl an Personen, die diese Sprache mit dem Kind teilen (Abb. 9), und auch weitere Einflüsse, wie beispielsweise die Sprache von Medien, die konsumiert werden (z. B. Bücher, Fernsehen, Apps [Ritterfeld & Lüke, 2013]). Häufig bitten Therapeut:innen die Eltern auch um eine Einschätzung der sprachlichen Kompetenzen in der jeweils nicht-deutschen Sprache, da Eltern mit ihren vorhandenen Sprachkompetenzen hier eine besonders hilfreiche Informationsquelle sind.
Durch die Anamnese können somit erste Vermutungen aufgestellt werden, welche sprachlich-kommunikativen Aufgaben dem Kind aktuell schwerfallen und welche unterstützenden Ressourcen im Umfeld des Kindes vorliegen, die die beginnende Sprachtherapie positiv beeinflussen können.

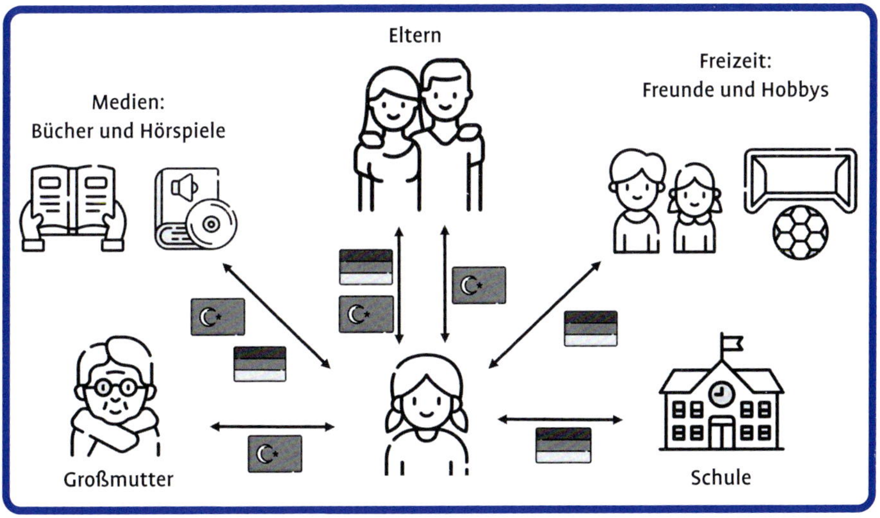

Abb. 9: Erfassung des mehrsprachigen Inputs (Beispiel)

Diagnostik

Im Rahmen der Diagnostik werden die sprachlichen Fähigkeiten des Kindes genauer untersucht. Ziel ist es, herauszufinden, in welchen **sprachlichen Bereichen** (z. B. Aussprache, Wortschatz, Grammatik) das Kind Schwierigkeiten hat und wie stark diese von der unauffälligen Sprachentwicklung abweichen. Diese Informationen helfen Therapeut:innen zu entscheiden, ob das Kind zum gegenwärtigen Zeitpunkt sprachtherapeutische Unterstützung benötigt oder nicht und welche sprachlichen Kompetenzen in der Therapie aufgebaut werden sollten. Im Rahmen der Diagnostik wird aber auch untersucht, ob möglicherweise weitere Beeinträchtigungen vorliegen, die die vorliegende SES mitverursachen könnten oder neben dieser bestehen und weiterer medizinischer oder therapeutischer Abklärung oder Unterstützung bedürfen.

Die Diagnostik von SES beinhaltet sowohl eine **Beobachtung und Beurteilung** des spontanen Sprechens und Kommunizierens (z. B. im freien Spiel) als auch sogenannte **standardisierte Testungen**, die ab einem Alter von zwei Jahren durchgeführt werden können. Durch eine Beobachtung des spontanen Sprechens lässt sich meist schon gut eingrenzen, in welchen sprachlichen Bereichen (z. B. Aussprache, Wortschatz, Grammatik) die **Stärken und Schwächen** des Kindes liegen. Diese Beobachtungen werden durch die standardisierten Sprachentwicklungstests überprüft. Standardisiert heißt hierbei, dass die Untersuchung der sprachlichen Fähigkeiten nach einem bestimmten Standard, also genau festgelegten Regeln, stattfindet. Untersucht wird hierbei sowohl, wie gut das Kind Sprache versteht (z. B.: Kann es Wörter und Sätze verstehen, auch wenn diese nicht durch Mimik oder Gestik oder die Kommunikationssituation unterstützt werden?), als auch, wie gut es Sprache produzieren kann (z. B.: Kann das Kind Wörter deutlich aussprechen? Hat es einen ausreichend großen Wortschatz? Wie gut kann es Sätze bilden?).
Sprachtherapeut:innen steht dabei eine große Bandbreite an verschiedenen Testverfahren für die einzelnen sprachlichen Bereiche zur Verfügung[1]. Mithilfe dieser Verfahren werden die linguistischen Kompetenzen dann detailliert erfasst, sodass eine zuverlässige Einschätzung des Sprachentwicklungsstands möglich ist. Die Aufgaben des Kindes in den Tests umfassen z. B. das Benennen von Bildern, das Nachsprechen von „Fantasiewörtern“, echten Wörtern oder Sätzen, das Beantworten von Fragen, das Ausführen von Handlungen oder das Erzählen einer Bildergeschichte. Je nach Schweregrad der SES kann es sein, dass mehrere Sitzungen notwendig sind, um alle relevanten sprachlichen Bereiche zu untersuchen.

Diagnostik bei mehrsprachigen Kindern

Da eine SES bei mehrsprachigen Kindern immer in allen ihren Sprachen auftritt, sollten auch stets die Kompetenzen des Kindes in allen Sprachen, die es erwirbt, bestmöglich eingeschätzt werden. Dies ist in der Praxis allerdings oft nicht einfach umzusetzen, da der/die behandelnde Sprachtherapeut:in in der Regel nicht alle Sprachen des Kindes spricht und auch nicht für alle Sprachen geeignete Testverfahren zur Verfügung stehen. So sind Therapeut:innen nicht selten auf die **Unterstützung durch andere Personen** angewiesen. Dies können mehrsprachige Kolleg:innen, professionelle Dolmetscher:in-

1 Medizinische und therapeutische Fachkräfte sowie interessierte Leser finden in Spreer (2018) eine ausführliche Auflistung sprachtherapeutischer Verfahren für das Kindesalter.

nen oder die Eltern bzw. Angehörige sein. Sie können nach entsprechender Anleitung Sprachtestungen unterstützen (z.B. indem sie Anweisungen in der nicht-deutschen Sprache geben), Sprachtherapeut:innen bei der Auswertung und Interpretation der Ergebnisse helfen oder durch ihre eigene Einschätzung zur Sprachfähigkeit des Kindes in der nicht-deutschen Sprache wertvolle Informationen liefern. Wichtig ist hierbei, dass spezifische Sprachkompetenzen des Kindes in der/den nicht-deutschen Sprache(n) in den Blick genommen werden (z. B.: „Fällt Ihrem Kind in der *nicht-deutschen* Sprache oft ein Wort nicht ein?“, „Ist Ihr Kind für andere Personen, die die *nicht-deutsche* Sprache sprechen, gut zu verstehen?“).
Wie bereits erwähnt (siehe Abschnitt „*SES bei mehrsprachigen Kindern*“), ist in der Sprachentwicklungsdiagnostik von mehrsprachig aufwachsenden Kindern die Überprüfung des sprachlichen **phonologischen Arbeitsgedächtnisses** besonders bedeutsam (Lüke et al., 2020). Hierbei werden dem Kind unbekannte „Fantasiewörter“ vorgesprochen, die es anschließend wiederholen muss. Mittlerweile gibt es einige Verfahren zur Untersuchung des phonologischen Arbeitsgedächtnisses, die weitestgehend sprachunabhängig durchführbar sind. Damit ist diese Aufgabe vor allem im Rahmen der Diagnostik bei mehrsprachigen Kindern hilfreich.
Aufgrund der Tatsache, dass die Sprachentwicklung in mehreren Sprachen eingeschätzt werden muss, ist die Sprachentwicklungsdiagnostik bei mehrsprachigen Kindern zumeist komplexer als bei einsprachigen Kindern und beansprucht in der Regel mehr Zeit.

Entscheidung über Therapienotwendigkeit
Eine Sprachtherapie ist dann notwendig, wenn die sprachlich-kommunikativen Leistungen eines Kindes zu weit von denen typisch entwickelter gleichaltriger Kinder abweichen. Das heißt, dass die sprachlichen Fähigkeiten des betroffenen Kindes zeitlich (zu langsamer Erwerb sprachlicher Strukturen) und/oder inhaltlich (für den unauffälligen Erwerb untypische Sprachäußerungen) als auffällig zu bewerten sind und drohen, sich negativ auf körperliche und/oder geistige Aktivitäten auszuwirken sowie die soziale Teilhabe zu gefährden.

Kinder, bei denen eine **umgebungsbedingte Sprachauffälligkeit** festgestellt wurde, zählen nicht zur Zielgruppe für eine Sprachtherapie. Dies sind insbesondere mehrsprachige Kinder, die in der/den nicht-deutschen Sprache(n), die sie erwerben, gute bis sehr gute Fähigkeiten zeigen und „nur“ im Deutschen auffällige Äußerungen produzieren. Für sie ist eine pädagogische Sprachförderung sinnvoll, um das zu geringe und inadäquate Sprachangebot auszugleichen und ihre Bildungschancen zu verbessern. Ziel ist hier, die noch geringen Deutschkompetenzen durch mehr deutschsprachigen Input zu erweitern. Dies kann neben der Teilnahme an einer Sprachförderung in einer Kita oder

Schule auch durch das Hören von deutschsprachigen Hörspielen oder die Teilnahme an Freizeitaktivitäten im deutschsprachigen Kontext (z. B. Besuch einer deutschsprachigen Spiel- oder Sportgruppe) erfolgen.

Gemeinsame Therapiezielbestimmung

Wird eine Sprachtherapie für notwendig erachtet, werden die Ergebnisse aus der Anamnese und der Diagnostik als Grundlage für die Festlegung der Therapieziele genutzt. Im Allgemeinen hat die Sprachtherapie bei SES zum Ziel,

- die **sprachlichen und kommunikativen Fähigkeiten** des Kindes zu verbessern und zu **erweitern,**
- seine **soziale Teilhabe sicherzustellen** und seine Lebensqualität zu steigern,
- **unerwünschten Folgen** einer SES – wie z. B. emotionalen und sozialen Auffälligkeiten oder Schwierigkeiten im schulischen Bereich **vorzubeugen**
- und möglichst **günstige Voraussetzungen für die weitere Entwicklung** des Kindes zu schaffen.

Die individuellen Ziele für die Sprachtherapie eines Kindes mit SES werden von Therapeut:innen in Abstimmung mit dem Kind und seinen Eltern festgelegt und nach Wichtigkeit und Dringlichkeit sortiert. Es werden sowohl konkrete sprachliche Ziele (z. B.: *Das Kind soll Nebensätze in der Spontansprache korrekt bilden können.*) formuliert als auch weiter gefasste Ziele, die die Teilhabe am gesellschaftlichen Leben betreffen (z. B.: *Das Kind wird am Ende der Therapie von gleichaltrigen Kindern aus seiner Kindergartengruppe verstanden, ohne dass diese häufig nachfragen müssen*). Zudem wird festgelegt, welche sprachlichen Bereiche in welcher Reihenfolge behandelt werden müssen.

Durchführung der Therapie

Sprachtherapie bei SES kann sowohl als Einzel- als auch als Gruppentherapie (meist in Kleingruppen) stattfinden, wobei das Einzelsetting zum gegenwärtigen Zeitpunkt die häufigere Form ist.

Kinder mit einer SES können die sprachlichen Informationen aus ihrer Umwelt nicht ausreichend nutzen, um Entwicklungs- und Lernschritte in der eigenen Sprachentwicklung anzustoßen. Das heißt, dass sie sich Regeln, wie z. B. die Anpassung des Verbs an das Subjekt (Bsp.: Ich geh*e*, du geh*st*, er geh*t*), nicht selbstständig aus dem Gehörten ableiten können. In der Sprachtherapie werden ihnen daher die für sie wichtigen **sprachlichen Informationen in konzentrierter Form** und sehr häufig angeboten. Dies erleichtert es den Kindern, die sprachlichen Informationen besser wahrzunehmen und sie zu verstehen. Zusätzlich werden Bilder und/oder Symbole zur **Veranschaulichung** eingesetzt und Strategien vermittelt, die ihnen helfen, sich Informationen gezielt beschaffen zu können. Zu diesen **Strategien** gehören unter anderem das Nachfragen bei Nichtverstehen und Erinnerungstechniken.

Wenn das Wahrnehmen und Verstehen von sprachlichen Informationen gut gelingen, wird das Kind dazu ermutigt, die neu gelernten sprachlichen Formen (z. B. die Verbbeugung) in verschiedenen (Spiel-)Situationen **auszuprobieren**. Therapeut:innen beobachten die kindlichen Versuche genau und geben, wenn nötig, gezielte Hilfestellungen oder passendes **Feedback**, um das Gelernte zu festigen. Sie sind stets bemüht, die Therapie- und Lernsituation so angenehm, **motivierend** und spannend wie möglich für das Kind zu gestalten. Das heißt, dass konkrete Übungen beispielsweise in **kindgerechte Spiele** eingebettet werden oder sich thematisch mit einem Lieblingsthema des Kindes befassen (z. B. Fußball). In jedem Fall werden alle Übungen in **kommunikativ sinnvolle Situationen** integriert. Das bedeutet, dass die sprachlichen Übungen so umgesetzt sind, dass sprachliche Äußerungen für das Kind sinnvoll und kommunikativ notwendig sind. Das Abfragen von Wissen, wie es beispielsweise beim Vokabelnlernen im Fremdsprachenunterricht in weiterführenden Schulen bekannt ist, findet nicht statt, da durch dieses Vorgehen keine Regeln erkannt und begriffen werden können.

Übergeordnet werden in der Therapie von SES zwei Vorgehensweisen unterschieden: **elternzentriertes** und **kindzentriertes Vorgehen**.

Elternzentriertes Vorgehen

Da Eltern die wichtigsten Gesprächspartner:innen für ihr Kind darstellen, haben sie auch viel Gelegenheit dazu, den Spracherwerb ihres Kindes im Alltag zu unterstützen. Bei elternzentrierten Behandlungsprogrammen – wie z. B. dem Heidelberger-Eltern-Training (Buschmann, 2017) – arbeiten Therapeut:innen (fast) ausschließlich mit den Eltern zusammen und konzentrieren sich auf das elterliche Sprach- und Kommunikationsverhalten sowie die Interaktion zwischen Eltern und Kind. Dieses elternzentrierte Vorgehen ist **spezifisch für junge Kinder** mit Sprachentwicklungsverzögerung konzipiert worden und wird hier auch zumeist eingesetzt. Es hat sich ebenso wie das kindzentrierte Vorgehen bei Kindern unter drei Jahren als wirkungsvoll erwiesen. Bei älteren Kindern – ab drei Jahren – wird zumeist ein ausschließlich kindzentriertes oder kombiniert eltern- und kindzentriertes Vorgehen umgesetzt. Grundsätzliche Informationen dazu, wie Eltern ihre Kinder am besten sprachlich fördern und eine Sprachtherapie sinnvoll unterstützen können, sind im Abschnitt *„Was können Eltern und pädagogische Fachkräfte zur Unterstützung tun?“* dargestellt.

Kindzentriertes Vorgehen

Anders als beim elternzentrierten Vorgehen findet in kindzentrierten Ansätzen eine direkte Behandlung des Kindes durch Therapeut:innen statt. Dies stellt derzeit das häufigste Vorgehen bei Kindern und Jugendlichen ab drei Jahren dar. In einem 1:1-Kontakt arbeiten hier **Kind und Therapeut:in direkt zusammen.** Die Eltern werden je nach Bedarf und Therapieansatz unterschiedlich stark in die Therapie einbezogen und ggf. ganz konkret angeleitet. Auch in diesem Alter können Bezugspersonen des Kindes als förderliche Umweltfaktoren positiv zum sprachlich-kommunikativen Fortschritt beitragen. Sie können einerseits das Kind in seiner Entwicklung unterstützen und sprachlich anregen. Andererseits können sie Kommunikationssituationen so gestalten, dass sie für das Kind angenehm sind und es all seine vorhandenen sprachlichen und nicht-sprachlichen Kompetenzen bestmöglich einbringen kann.

Ein Großteil der Therapieansätze orientiert sich an der **unauffälligen Sprachentwicklung** und setzt unmittelbar an der sprachlichen Symptomatik des Kindes an. Therapeut:innen wählen gezielt sprachliche Zielformen aus (z. B. Wortbildungsregeln wie die Verbbeugung), die dann in der Therapie fokussiert werden. Die in den verschiedenen Therapieansätzen integrierten Methoden unterscheiden sich hinsichtlich ihres Grades an Explizitheit. Bei jungen Kindern und/oder zu Beginn einer Therapie werden zunächst häufig **implizite Methoden** eingesetzt. Hierbei übernimmt das Kind eine sprachlich eher passive Rolle in der Übungssituation. Es taucht ein in einen **optimalen Lernkontext,** der durch Therapeut:innen gestaltet wird. So wird ihm zum Beispiel eine Geschichte vorgelesen, in der die neu zu erlernenden Laute, Wörter oder grammatischen Regeln sehr häufig und gezielt vorkommen und das Kind quasi mit diesem spezifisch vorbereiteten Sprachinput überschüttet wird. Da Kinder mit SES sprachliche Strukturen deutlich häufiger hören müssen, um Regelhaftigkeiten zu erkennen und zu speichern, als sprachlich unauffällig entwickelte Kinder, ist dieser gezielt angereicherte Input durch die Therapeut:innen sinnvoll und hilfreich für die Kinder. Ebenfalls von Beginn an nutzen Therapeut:innen sogenannte **Modellierungsstrategien**. Hierbei greifen Therapeut:innen die sprachlichen Äußerungen des Kindes auf, bestärken und korrigieren diese ggf. und/oder erweitern sie. Dies tun sie in einer Art und Weise, die dem Kind vermittelt, dass es toll ist, wie es sich sprachlich beteiligt, und liefern ihm gleichzeitig eine, wenn notwendig korrigierte, Version des Gesagten und Beispiele für umfassendere Äußerungen (Abb. 10).

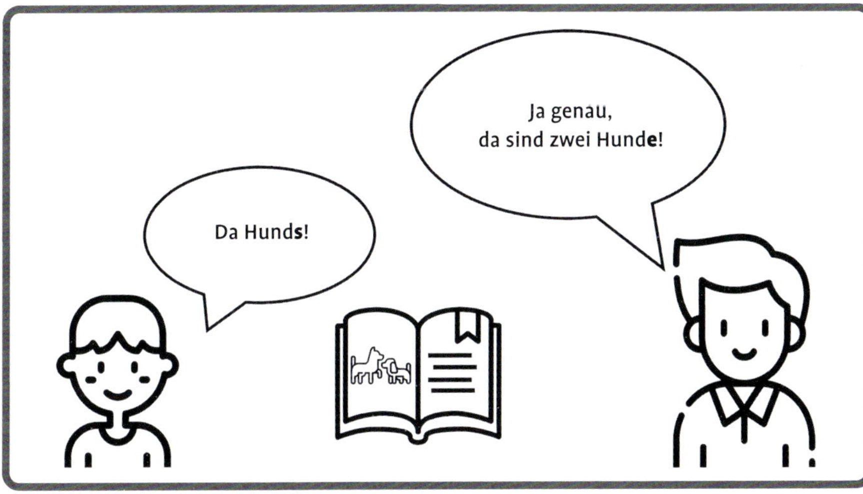
Da Hunds!
Ja genau,
da sind zwei Hunde!

Abb. 10: Korrektives Feedback

Im weiteren Verlauf der Therapie oder generell bei bereits etwas älteren Kindern werden zusätzlich oder anstatt impliziter Methoden zunehmend **explizitere Methoden** eingesetzt. Mithilfe sogenannter **Elizitationsmethoden** locken Therapeut:innen bestimmte sprachliche Reaktionen beim Kind hervor. So erfordern beispielsweise uneindeutige Spielsituationen eine sprachliche Antwort vom Kind, damit das Spielgeschehen sinnvoll fortgesetzt werden kann (Abb. 11).

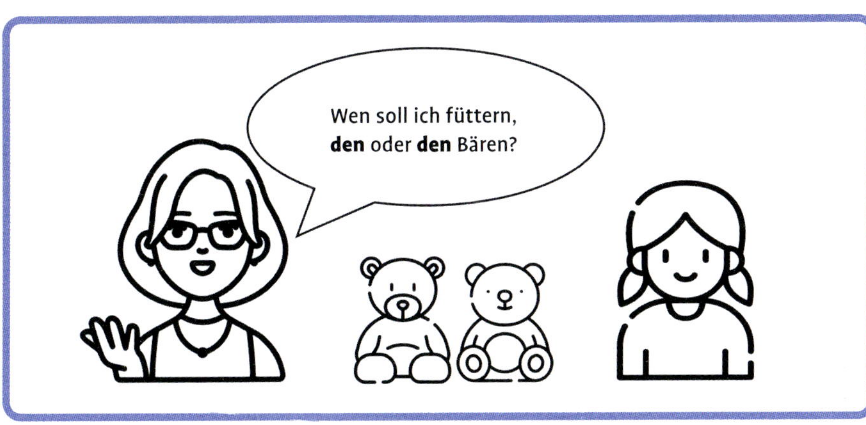
Wen soll ich füttern,
den oder **den** Bären?

Abb. 11: Hervorlocken sprachlicher Strukturen

Durch die zunehmende Explizitheit der therapeutischen Methoden wird das Kind dazu aufgefordert, sich mit den neuen sprachlichen Informationen auseinanderzusetzen. Bei sogenannten **Elaborationsmethoden** soll das Kind beispielsweise beim Erlernen eines neuen Wortes (Beispiel: Möhre) beschreiben, wie der Gegenstand aussieht (längliche, orangefarbene Form, grüne Blätter), was man mit ihm machen kann (essen, klein schneiden), ob und für was es ihn selbst schon einmal verwendet hat (ja, für einen Salat), was man noch dazu sagen kann (Karotte), wie viele Silben das Wort hat (zwei) und welches Wort sich darauf reimt (Chöre).
Die letzte Stufe der zunehmend expliziteren Methoden stellen **metasprachliche Elemente** dar. Bei diesen wird mit den Kindern gemeinsam *über* das zu Erlernende gesprochen und reflektiert. So wird beispielsweise in kindgerechten Worten und oftmals unter Zuhilfenahme von Bildern oder anderen Veranschaulichungen erklärt, dass Verben (in Hauptsätzen) immer an der zweiten Stelle im Satz stehen. Auch das Vermitteln von Strategien gehört zu den metasprachlichen Methoden. So könnte ein(e) Therapeut:in dem Kind helfen, Strategien anzuwenden, die das Lernen neuer Wörter unterstützen (z. B.: „Schau mal, wenn du versuchen willst, dir ein neues Wort zu merken, z. B. ein Werkzeug, dann denk nicht nur an das Wort selbst, sondern frage dich auch, wofür man es braucht, welche anderen Werkzeuge es noch gibt, wie das Wort klingt oder worauf es sich reimt.“).

Sprachtherapie bei mehrsprachigen Kindern

Eine Sprachtherapie bei mehrsprachigen Kindern unterscheidet sich in ihren Zielen kaum von denen einsprachiger Kinder. Da sich eine SES immer in allen Sprachen eines Kindes zeigt, oftmals aber unterschiedliche Symptome in den jeweiligen Sprachen des Kindes verursacht, stellen sich in der Therapie mit mehrsprachigen Kindern jedoch weitere Fragen. Zunächst muss geklärt werden, in welcher/welchen Sprache(n) die Behandlung stattfinden soll. Teilweise können Fähigkeiten und insbesondere Strategien, die in einer Sprache erworben worden sind, auf die andere(n) Sprache(n), mit denen das Kind aufwächst, übertragen werden. Dies ist beispielsweise der Fall, wenn das Kind in der Therapie Strategien zum eigenständigen Aneignen von neuen Wörtern erlernt hat oder in der Therapie gelernt hat, einen Laut, den es in beiden Sprachen gibt, korrekt zu artikulieren. Eine **Übertragung eines Therapieerfolgs** von einer Sprache auf eine andere ist jedoch nicht immer möglich, da sich die Sprachen in vielen verschiedenen Aspekten unterscheiden (z. B. in ihren Sprachlauten, ihrer Grammatik). Zeigt ein mehrsprachiges Kind mit SES im Deutschen beispielsweise Probleme mit der korrekten Verwendung von Artikeln (*der, die, das*) und darauf aufbauend mit der korrekten Akkusativbildung (*die, den*), so können hierbei erzielte Therapieerfolge nicht auf die nicht-deutsche(n) Spra-

che(n) übertragen werden, in der/denen keine Artikel existieren (z. B. Türkisch) oder auch deutlich weniger (z. B. Englisch: Nominativ und Akkusativ the). Die Therapie in mehreren Sprachen anzubieten, wäre daher zumeist die ideale Versorgungssituation. In vielen Fällen ist eine direkte Therapie in der/den nicht-deutschen Sprache(n) allerdings nicht möglich, da der Anteil an mehrsprachigen Therapeut:innen im deutschsprachigen Raum nach wie vor sehr begrenzt ist. Die Therapie findet dann ausschließlich in der Umgebungssprache Deutsch statt. So können zumindest die sprachlichen Fähigkeiten des Kindes im Deutschen so weit ausgebaut und verbessert werden, dass das Kind mit möglichst wenigen Einschränkungen an Aktivitäten in seiner Umgebung (z. B. Kita, Schule, Freizeitangebote) teilnehmen kann und beste Chancen für einen erfolgreichen Bildungsweg hat. Der Umfang des Einbezugs der nicht-deutschen Sprache(n) in die Therapie ist zumeist eine sehr individuelle Entscheidung und hängt – wie auch die Diagnostik – z. B. davon ab, welche Unterstützung Therapeut:innen von Personen benötigen, die die nicht-deutsche(n) Sprache(n) des Kindes sprechen. Zudem werden die individuellen Bedürfnisse und (Bildungs-)Umstände des Kindes (z. B. bevorstehender Schuleintritt in Deutschland) und die Wünsche der Familie verstärkt in diese Entscheidung mit einbezogen.
Wichtig zu betonen ist, dass eine **Sprachtherapie**, die bei einem mehrsprachigen Kind mit SES **ausschließlich in der Umgebungssprache Deutsch** stattfindet, jedoch ebenso **effektiv** ist in Bezug auf das Deutsche, wie es bei einsprachigen Kindern der Fall ist, und eine vorhandene Mehrsprachigkeit demnach kein Argument gegen eine rein deutschsprachige Sprachtherapie sein kann.

Elternarbeit

Eltern sowie weitere Bezugspersonen stellen die wichtigsten Kommunikationspartner:innen der Kinder im Alltag dar. Ihre Unterstützung ist daher für eine erfolgversprechende Therapie sehr wichtig. So werden sie nicht nur in elternzentrierten Ansätzen, sondern auch in kindzentrierten Ansätzen in gewissem Maße in die Therapie eingebunden. Sie können zum einen die Entwicklung ihres Kindes positiv beeinflussen, zum anderen aber auch die täglichen Kommunikationssituationen so gestalten, dass ihr Kind diese gut meistern kann, wodurch sie die soziale Teilhabe ihres Kindes stärken können. In welcher Form und wie intensiv Eltern in die Therapie einbezogen werden (z. B. punktuelle Beobachtung oder regelmäßige Teilnahme an Therapiesitzungen), hängt von den Stärken und Schwächen des Kindes, dessen Alter sowie den festgelegten Therapiezielen ab. Wichtig ist, dass sich die Rolle und Funktion der Eltern gewinnbringend auf die sprachliche Entwicklung des Kindes auswirkt und die Lernbeziehung zwischen Therapeut:in und Kind gut ergänzt. Therapeut:innen werden daher die Rolle der Eltern individuell und gezielt an die aktuelle Therapiephase anpassen.

Überprüfung des Therapieerfolgs

Um herauszufinden, wie gut und schnell das Kind Fortschritte durch die Therapie erzielt und welche Bedingungen sich als besonders förderlich herausgestellt haben, **dokumentieren** Therapeut:innen die Therapiesitzungen und führen in regelmäßigen Abständen (z. B. nach 20 Therapieeinheiten) eine **Kontrolluntersuchung** (Verlaufsdiagnostik) durch. Auch werden das Kind, seine Eltern sowie ggf. pädagogische Fachkräfte zu ihrer Wahrnehmung der Therapiefortschritte befragt.

Ist Sprachtherapie bei SES wirksam?

Die für betroffene Eltern und Kinder, aber auch Pädagog:innen und andere therapeutischen Fachkräfte wohl wichtigste Frage ist, ob eine Sprachtherapie bei SES wirksam ist. **Internationale und nationale Studien** konnten nachweisen, dass sprachtherapeutische Maßnahmen bei Kindern mit einer SES generell zu einer **Verbesserung** der sprachlichen Fähigkeiten auf allen sprachlichen Ebenen führen können. Wie schnell sich ein Therapiefortschritt zeigt und wie umfassend dieser ist, ist individuell jedoch sehr unterschiedlich und insbesondere vom Schweregrad der SES, dem Alter des Kindes, dem Zeitpunkt des Beginns der sprachtherapeutischen Behandlung und den jeweiligen therapeutischen Methoden und Ansätzen abhängig. Generell gilt, dass eine Sprachtherapie **so früh wie möglich** begonnen werden sollte, um Rückstände zu Gleichaltrigen möglichst geringhalten und potenziellen Folgeerscheinungen rechtzeitig vorbeugen zu können. Die AWMF (Arbeitsgemeinschaft der Wissenschaftlichen Medizinischen Fachgesellschaften e. V.) veröffentlichte unter der Leitung der Deutschen Gesellschaft für Phoniatrie und Pädaudiologie und unter Beteiligung von weiteren 23 therapeutischen, pädagogischen und medizinischen Fachgesellschaften Ende 2022 eine **Leitlinie zur Therapie von SES** (DGPP, 2022). Diese stellt den aktuellen Forschungsstand zur Wirksamkeit von Sprachtherapie bei Kindern mit SES dar und liefert **konkrete Empfehlungen** zur therapeutischen Versorgung dieser Kinder für Sprachtherapeut:innen und Mediziner:innen.

Übersicht Therapieansätze

Im deutschsprachigen Raum gibt es eine Vielzahl an therapeutischen Ansätzen, die sich oftmals auf die Erweiterung von Fähigkeiten in einem sprachlichen Bereich beziehen und hier einzelne, konkrete Ziele verfolgen. Wirksame und weit verbreitete therapeutische Ansätze und Methoden sind in Tabelle 5 für die einzelnen Therapiebereiche aufgelistet.

Tab. 5: Übersicht über wirksame und verbreitete Therapieansätze und Methoden zur Behandlung von SES

Sprachliche Ebene	Ziel	Grundsätze zum therapeutischen Vorgehen	Konkrete Therapieansätze
Phonetik	Anbahnung und sprechmotorisch korrekte Produktion von Lauten	Erklärungen über die korrekte Bildung von Lauten im Mund und sprechmotorische Übungen	Artikulationstherapie nach van Riper (van Riper, 1963)
Phonologie	Korrekte auditive Identifikation und Unterscheidung von Lauten und ihre korrekte Verwendung in Wörtern	Kontrastierung der vom Kind fehlerhaft verwendeten Laute bzw. Lauteigenschaften und den Ziellauten bzw. Ziellauteigenschaften	▪ Psycholinguistisch orientierte Phonologietherapie (P.O.P.T.; Fox-Boyer, 2022). ▪ Metaphon (Howell & Dean, 1991; Jahn, 2007) ▪ Patholinguistischer Ansatz (PLAN; Kauschke & Siegmüller, 2019) ▪ PhonoSens (Siemons-Lühring et al. 2021)
Wortschatz (Semantik-Lexikon)	Aufbau eines altersadäquaten rezeptiven und produktiven Wortschatzumfangs sowie ein ungehinderter Zugriff auf diesen	▪ Semantische bzw. kombiniert semantisch-phonologische Elaboration und Strategievermittlung ▪ Einsatz von bildhaften Gesten bzw. Gebärden	▪ Wortschatzsammler (Motsch, Marks & Ulrich, 2015) ▪ Patholinguistischer Ansatz (PLAN; Kauschke & Siegmüller, 2016)
Grammatik (Morphologie-Syntax)	Aufbau altersadäquater rezeptiver und produktiver Grammatikfähigkeiten	Methodenkombination aus impliziten und expliziten sowie metasprachlichen Methoden und Visualisierungen	▪ Kontextoptimierung (Motsch, 2017) ▪ Patholinguistischer Ansatz (PLAN; Kauschke & Siegmüller, 2016)

Zu betonen ist, dass alle diese therapeutischen Ansätze und Methoden in **kommunikativ sinnvolle Aktivitäten** eingebunden sind und hierin keine starren Lehrformen (wie beispielsweise Abfrage von gelernten Wörtern) umgesetzt werden. Neben den in Tabelle 5 aufgelisteten sprachlichen Bereichen und Ansätzen werden in der Therapie ggf. weitere Vorgehensweisen umgesetzt, die beispielsweise an pragmatischen Fähigkeiten oder an einer optimalen Gestaltung der Kommunikationssituation im privaten Kontext arbeiten, um im Sinne der ICF eine bestmögliche Teilhabe der Kinder zu erreichen. Bei Kindern mit sehr umfassenden SES (vor allem bei SES, die assoziiert mit einer mitverursachenden Beeinträchtigung wie beispielsweise dem Down-Syndrom auftreten) sind zudem Methoden der **Unterstützten Kommunikation** in der Sprachtherapie zu vermitteln (Lüke & Vock, 2019).

Wie lange dauert eine Sprachtherapie?

Die Dauer und Häufigkeit von sprachtherapeutischen Sitzungen ist aktuell durch die Kostenträger (z. B. Krankenkassen) festgelegt. In der Regel finden Therapiesitzungen bei SES **ein- bis zweimal wöchentlich** statt (ambulantes Setting; [teil-]stationär fünfmal pro Woche) und dauern meist 45 Minuten. Auch die Gesamtmenge der Therapiesitzungen, die ohne eine längere Therapiepause hintereinander absolviert werden kann, wird von den Kostenträgern festgesetzt. In Deutschland liegt diese bei **60 Therapieeinheiten.** Nicht selten findet die Therapie in **Intervallen** statt. Ein Kind erhält dann z. B. 30 oder 60 Therapiesitzungen hintereinander, bevor es eine **mehrmonatige Therapiepause** durchläuft, in der sich das Gelernte festigen kann. Nach der Therapiepause wird eine Kontrolluntersuchung durchgeführt, in der geklärt wird, wie sich die sprachlichen Fähigkeiten verändert haben und ob weiterhin ein Therapiebedarf besteht. Eine Sprachtherapie bei SES wird in der Regel dann beendet, wenn alle zuvor vereinbarten Therapieziele erreicht sind oder das betroffene Kind stabile, altersgemäße sprachlich-kommunikative Leistungen zeigt. Wie schnell dieser Punkt erreicht ist, hängt vom Ausmaß der Störung, ihrem Schweregrad und ihrer Prognose sowie den jeweiligen Therapiezielen ab. Insbesondere bei sehr umfassenden SES kann sich eine Sprachtherapie auf mehrere Jahre erstrecken.

Therapie ist nicht alles! – Ganzheitliche interdisziplinäre Maßnahmen

Wie oben ausgeführt betrifft eine SES nicht nur die Sprache des Kindes, sondern auch die Teilhabe des Kindes am familiären und sozialen Umfeld sowie die Teilhabe an Bildungsangeboten. Daher müssen bei Kindern mit einer SES neben der Planung und Durchführung der Therapie auch **Maßnahmen in der Kita und Schule** umgesetzt werden, damit das Kind trotz seiner SES bestmöglich lernen und weitere Kompetenzen erwerben kann (DGPP, 2022).

Für die interdisziplinäre Zusammenarbeit und Kooperation von sprachtherapeutischen, medizinischen, pädagogischen Fachkräften und Eltern wurden daher Perspektiven und Leitfragen aufgestellt, die neben der Analyse der sprachlichen Fähigkeiten der Kinder auch die Auswirkungen von Beschränkungen in der Sprachverarbeitung in den Blick nehmen. Sie geben den Rahmen für die individuelle interdisziplinäre Förderplanung für das Kind vor, die neben der Prävention in Bezug auf die sprachlichen Fähigkeiten auch die Gestaltung der Lern- und Spielsituationen und Aspekte der Teilhabe und Partizipation in Kita, Schule und Umfeld berücksichtigt (Sallat & Siegmüller, 2016; Sallat et al., 2017).

Beispielhaft werden hier die Leitfragen zur Analyse der **Bildungszielperspektive** bei Kindern mit Sprach-, Sprech- und/oder Kommunikationsstörungen aufgeführt (Sallat, 2022):

- Zeigen sich aufgrund der sprachlichen Kompetenzen des Kindes Auswirkungen auf Lern-, Verstehens- und Bildungsprozesse?
- Welche laut-, schriftsprachlichen und kommunikativen Aspekte müssen im Umgang mit der Gruppe/mit der Klasse in Lernsituationen beachtet und ggf. angepasst werden?
- Versteht das Kind lautsprachliche und schriftsprachliche Anweisungen und Aufgabenstellungen?
- In welchen Sozialformen lernt das Kind gut? Welche sprachlich-kommunikativen Anforderungen stellen sie?
- Müssen ggf. sprachliche Teilaspekte gezielt gefördert werden, um Lernen zu ermöglichen oder Bildungschancen zu erhöhen (z. B. phonologische Bewusstheit als Voraussetzung für den Schriftspracherwerb)?
- Müssen visuelle Veranschaulichungen, wie Gebärden, Lautgebärden, Mundbilder oder Bilder, Fotos oder Schrift eingesetzt werden?
- Müssen Medien, Arbeitsblätter, Lesetexte, Fachsprache, Bildungssprache, Schriftsprache angepasst und textoptimiert werden?
- An welchen Stellen benötigt das Kind sprachliche Modelle (Vorgabe von Sprachmustern), um sprachlich aktiv teilhaben zu können?

Bei einigen Schulkindern mit SES sind die sprachlichen Schwierigkeiten noch so massiv ausgeprägt, dass sie ohne zusätzliche Unterstützung nicht angemessen am Unterricht teilhaben können. Viele oder alle der eben angeführten Leitfragen der Bildungszielperspektive sind für Kinder relevant. So haben sie zum Beispiel Probleme, die/den Lehrer:in bei Erklärungen, Anweisungen, Aufgabenstellungen und Fragen zu verstehen, das Erlernen von Schreiben und Lesen fällt ihnen schwer und sie können im Unterrichtsgespräch auch ihre Mitschüler:innen nicht so gut verstehen. Sie haben dann ein Anrecht auf zusätzliche sonder-/inklusionspädagogische Unterstützung. Die Regelungen für die Umsetzung und Bereitstellung solcher Hilfen sind im deutschsprachigen Raum sehr unterschiedlich. So sind in der Schweiz Sprachtherapeut:innen Teil der Teams in Kita und Schule, die Sprachtherapie findet jedoch meist im Einzelsetting außerhalb des Unterrichts statt. In Österreich und Deutschland werden im Bildungssystem, ergänzend zur heilmittelfinanzierten Sprachtherapie, (sonderpädagogische) Hilfen bereitgestellt. Aufgrund der föderalen Struktur sind die Maßnahmen allerdings sehr unterschiedlich geregelt. In vielen deutschen Bundesländern wird in solchen Fällen ein sonderpädagogisches Gutachten erstellt, um einen **sonderpädagogischen Förderbedarf im Bereich Sprache** festzustellen. Ist diese Feststellung erfolgt, haben die Kinder einen Anspruch auf sonderpädagogische Unterstützung. An jedem Lernort (Grundschule, inklusive Schule, Sprachheilschule, Förderzentrum) ist auf dieser Grundlage sicherzustellen, dass für das betroffene Kind die sprachlich-kommunikativen Barrieren im Unterricht minimiert oder entfernt werden und das Kind im Erwerb von Schriftsprache, Fachsprache, Bildungssprache und Fremdsprache unterstützt wird. Inklusions- oder sonderpädagogische Fachkräfte analysieren im Rahmen förderdiagnostischer Phasen immer wieder die Stärken und Schwächen des Kindes in unterschiedlichen Entwicklungsbereichen, um darauf aufbauend notwendige Anpassungen im Unterricht vornehmen oder zusätzliche Förderungen einleiten zu können. Unabhängig von schulrechtlichen Aspekten der Zuweisung von Ressourcen ist es für alle Schüler:innen mit SES wichtig, dass sonder-/inklusionspädagogische Lehrpersonen mit dem Schwerpunkt Sprache in Unterricht und Förderung eingebunden sind.

| Was können Eltern und pädagogische Fachkräfte zur Unterstützung tun?

Kinder mit SES benötigen eine differenzierte Sprachtherapie und/oder ggf. eine sonder-/inklusionspädagogische Förderung durch spezialisierte Lehrpersonen. Eltern und pädagogische Fachkräfte können diese spezifischen Therapie- und Förderangebote zusätzlich unterstützen. Zum einen können sie Übungen der Sprachtherapie aufgreifen und zu Hause oder in der Kita/Schule wiederholen. So wird eine noch häufigere Anzahl an Übungen erreicht und damit die Chancen auf einen Erfolg verbessert. Es gibt darüber hinaus Möglichkeiten, die therapeutischen Übungen in 5- bis 10-minütigen Phasen durch pädagogische Fachpersonen in den Kita-Alltag oder den schulischen Unterricht zu integrieren und damit ebenfalls eine Erhöhung der Wiederholungen zu erreichen. Man spricht in diesem Zusammenhang von **alltags- und unterrichtsintegrierten Maßnahmen** (DGPP, 2022; Sallat & Spreer, 2018; Sallat, 2022). Neben diesen spezifischen Übungen können konkrete sprachförderliche Aktivitäten im Alltag unternommen werden. Einzelne Beispiele hierfür sind ab S. 64 (Abschnitt „*Schauen Sie sich gemeinsam Bücher an, ...*“) beschrieben. Umfassende Informationen finden sich im Elternratgeber „Sprachförderung“ von Beushausen und Klein (2015).

Für das alltägliche Miteinander ist jedoch vor allem eine entspannte und **sprachförderliche Grundhaltung** von Eltern und weiteren Bezugspersonen hilfreich, die es Kindern ermöglicht, sich sprachlich auszuprobieren. Die Kennzeichen dieser sprachförderlichen Grundhaltung sind in Anlehnung an Niebuhr-Siebert (2012, S. 76):

Auf Augenhöhe begeben
Begegnen Sie dem Kind auf Augenhöhe und knien Sie sich dazu zu Ihrem Kind oder setzen Sie sich zu ihm auf den Boden.

Blickkontakt suchen
Suchen Sie den Blickkontakt zu Ihrem Kind. So zeigen Sie Ihr Interesse und bemerken gleichzeitig, ob Ihr Kind Sie verstanden hat.

Gemeinsame Aufmerksamkeit
Folgen Sie dem Blick des Kindes und betrachten und sprechen Sie über den gleichen Gegenstand.

Sich Zeit nehmen
Unterbrechen Sie Ihre Tätigkeit, wenn das Kind zu Ihnen kommt. Schauen Sie das Kind an.

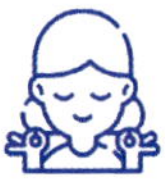

Geduld haben
Unterbrechen Sie Ihr Kind nicht beim Sprechen. Lassen Sie ihm Zeit.

Interesse zeigen
Fragen Sie interessiert nach, wenn Ihnen das Kind etwas zeigt oder sagt.

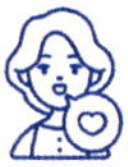

Wertschätzen
Sehen Sie in Ihrem Kind eine gleichwertige Person. Respektieren Sie seine sprachlichen Mitteilungsbedürfnisse.

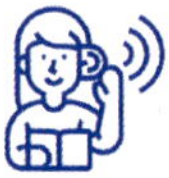

Aufmerksam zuhören
Hören Sie richtig zu (nicht nur so-tun-als-ob). Ihr Kind soll erfahren, dass es mit Sprache etwas bewirken kann und Sie erreicht.

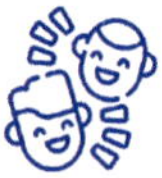

Spaß am Sprechen zeigen
Mit dem Sprechen kann man die Umwelt beeinflussen und Spaß haben, unsere sozialen Beziehungen werden durch unsere Gespräche gestaltet – das soll das Kind erleben können.

Sprachlich begleiten
Benennen Sie das, was Sie tun, fühlen, anfassen. Sprechen Sie über Gefühle, Ängste und Wünsche. Helfen Sie Ihrem Kind seine Gefühle, Ängste, Wünsche auszudrücken.

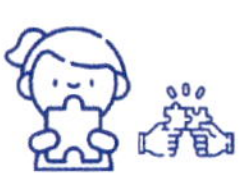

Forschungsdrang
Seien Sie gemeinsam mit dem Kind neugierig auf die Welt. Entdecken, forschen, begreifen, fühlen Sie die Dinge gemeinsam.

Ablenker ausschalten
Achten Sie darauf, dass wenn Sie mit Ihrem Kind spielen und sich austauschen, möglichst keine störenden Ablenker wie Videos oder Podcasts im Raum abgespielt werden.

Sprache ist überall zu entdecken
Nutzen Sie Spaziergänge in der Natur oder auch einen Einkauf von Lebensmitteln, um Neues zu entdecken und mit Ihrem Kind zu sprechen.

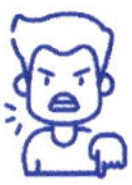

Tadeln Sie Ihr Kind nicht
Versuchen Sie nach Möglichkeit Ihr Kind nicht zu tadeln, wenn es etwas falsch gesagt hat. Fordern Sie es nicht auf, nun endlich richtig und deutlich zu sprechen, da es so nicht verstanden werde. Dies verringert bei Kindern eher die natürliche Freude an Sprache und Kommunikation.

Sprachlehrstrategien

Einige Bestandteile der sprachförderlichen Grundhaltung setzen Erwachsene im Kontakt mit kleinen Kindern ganz **automatisch** ein, ohne dass sie ihnen jemand jemals erklärt hat. Auch weitere Aspekte der **kindgerichteten Sprache** verwenden Personen im Austausch mit Babys und kleinen Kindern (siehe Abschnitt *„Kindgerichtete Sprache“*). Die **Stimmlage ist höher,** die Sprache klingt fast wie gesungen (viel Melodie, viele Akzente und Betonungen), es werden vor allem **sehr kurze Äußerungen** (meist einzelne Wörter und Laute) produziert, sie werden oft **wiederholt,** jede Bewegung, jede Gefühlsregung, jeder Laut des Kindes wird kommentiert. Setzen Sie diese Kennzeichen der kindgerichteten Sprache häufig im Kontakt mit Ihrem Kind ein. Darüber hinaus können Sie sogenannte **Sprachlehrstrategien** einsetzen, die dem Kind ganz gezielte Hilfen für das Erkennen und Erlernen von Lauten, Wörtern und grammatischen Regeln bieten. Bei diesen Sprachlehrstrategien werden kommunikative Beiträge (Gesten oder Äußerungen) **aufgegriffen, positiv verstärkt,** ggf. **korrigiert** und **erweitert.** Hierdurch sind Sie dem sprachlichen Niveau Ihres Kindes immer ein Stück weit voraus und bieten den **nächsten Entwicklungsschritt** an. Beispiele für die Nutzung von Sprachlehrstrategien sind:

Greifen Sie die kindlichen Äußerungen auf, bestätigen Sie sie und führen Sie sie sprachlich weiter aus:

Kind: „Da Ball!“ [zeigt auf einen Ball]
Erwachsener: „Ja, genau! Da ist ein Ball.“

Führen Sie die kindliche Äußerung weiter aus und fügen Sie weitere Informationen hinzu:

Erwachsener: „Ja, genau! Ein Ball. Ein schöner, roter Ball!“

Verbessern Sie die kindliche Äußerung, ohne das Kind auf den Fehler hinzuweisen.

Kind: „Papa Ball spielt!"

Erwachsener: „Ja, der Papa spielt auch mit dem Ball!"
Oder: „Ja, der Papa hat auch mit dem Ball gespielt!"

Schauen Sie sich gemeinsam Bücher an, entdecken Sie die Welt! – Dialogisches Bilderbuchlesen

Das gemeinsame Betrachten von Bilderbüchern ist eine tolle Aktivität, um Zeit miteinander zu verbringen, Neues zu entdecken und gleichzeitig die Sprachentwicklung des Kindes zu fördern. Beim Betrachten der Bilder und dem Blättern in Bilderbüchern kann man viele Dinge entdecken. Noch wichtiger als das Entdecken ist für die Kinder aber das **„Darüber-Reden"**! Mit dem Zeigen auf ein Bild oder auf einen Bildausschnitt und vielleicht einem *„Da!"* zeigt Ihnen das Kind sein Interesse. Nun sind Sie gefordert! **Benennen** Sie das, was Sie sehen. *„Was hast Du denn entdeckt? Einen Vogel!"* **Beschreiben** Sie den Vogel und erzählen Sie Dinge, die der Vogel auf dem Bild macht: *„Er fliegt durch die Luft", „Er sucht Futter", „Er sitzt in seinem Nest"*, oder erinnern Sie sich mit Ihrem Kind an den Vogel, den Sie im Park gesehen haben: *„Wir haben doch heute am Spielplatz auch einen Vogel gesehen."* Nun sind Sie schon mittendrin im **dialogischen Bilderbuchlesen** (Abb. 12). Sie werden sich mit dem Kind weiter über den Vogel oder den Spielplatz unterhalten und dann wird das Kind etwas Neues im Buch entdecken, worüber es mit Ihnen reden möchte. Die Vorteile beim dialogischen Bilderbuchlesen sind die Nähe und infolgedessen der gute gemeinsame oder auch **geteilte Aufmerksamkeitsfokus** und die geringe Ablenkbarkeit. Damit kann das Kind sich auf die Situation und die Inhalte konzentrieren und Sprache entdecken. Auch Sie sind mit Ihrer Konzentration direkt und unmittelbar bei Ihrem Kind und Sie werden die oben angeführten **Sprachlehrstrategien** wieder automatisch einsetzen und das Kind so noch weiter anregen.

Beim dialogischen Bilderbuchlesen steht also weniger das Vorlesen von Texten in einem Buch im Vordergrund. Vielmehr geht es um das gemeinsame Gespräch über das, was das Kind im Buch entdeckt. Die Kinder sind dadurch sehr viel **aktiver** und probieren sich sprachlich aus. Dies gibt Ihnen die Möglichkeit, die sprachlichen Äußerungen Ihres Kindes aufzugreifen und zu erweitern.

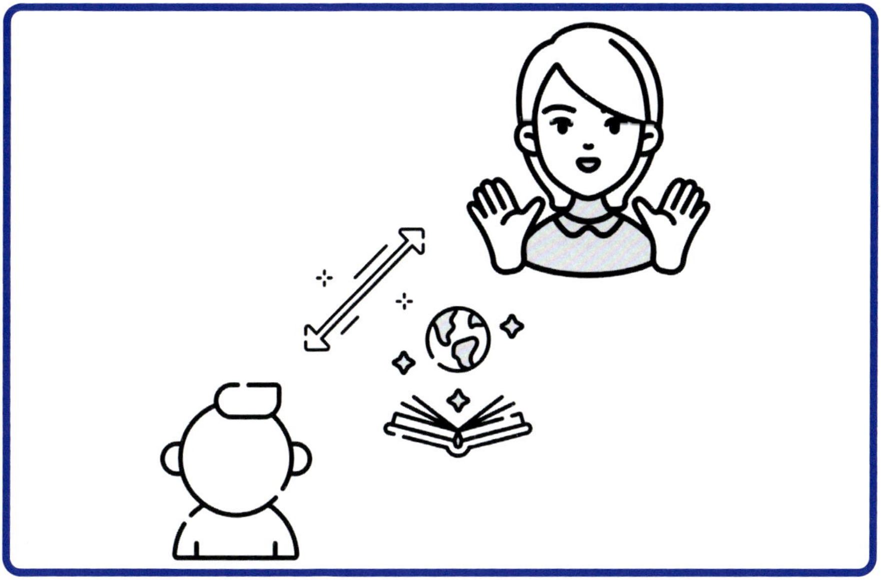

Abb. 12: Dialogisches Bilderbuchlesen

Besonders geeignet für das dialogische Lesen sind Bilderbücher,

- die relativ wenig Text haben,
- in denen die Bilder den Inhalt des Textes gut wiedergeben,
- die der Lebenswelt des Kindes entsprechen.

Für kleine Kinder im Alter bis zwei Jahren eignen sich vor allem einfache Bilderbücher ohne Text, auf denen einzelne Dinge oder Szenen abgebildet sind. Zunehmend kann man dann Bücher mit kurzen Geschichten hinzunehmen. Schauen Sie gemeinsam mit Ihrem Kind, worauf Sie Lust haben. Ihr Kind wird Ihnen zeigen, wo seine Interessen liegen. Lassen Sie sich von Ihrem Kind leiten.
In fast jeder Stadt gibt es eine **Bücherei.** Häufig können Kinder hier kostenlos Bücher ausleihen. Sie finden dort eine große Auswahl an Bilderbüchern für alle Altersstufen und Interessengebiete. Schauen Sie doch einmal mit Ihrem Kind in Ihrer Bücherei vorbei und entdecken Sie gemeinsam neue Bilderbücher.

Erweitern Sie bewusst den Wortschatz Ihres Kindes

Um Wörter zu erwerben, benötigen Kinder, besonders jene mit SES, eine häufige **Wiederholung** der immer gleichen Wörter. **Alltagssituationen** eignen sich besonders dafür, Wörter zu wiederholen. Begleiten Sie also möglichst viele Ihrer gemeinsamen Handlungen sprachlich. Sprechen Sie bewusst über Dinge, die Sie gerade tun, sehen oder gerade erlebt haben. Versuchen Sie Bezüge zu anderen Erlebnissen herzustellen (z. B.: Wo haben wir denn schon einmal diesen Vogel gesehen?).

Kinder erwerben im Kindergartenalter einen themenspezifischen Wortschatz zu Jahreszeiten, zur Natur oder zu Festen. Dieser Wortschatz ist eine wichtige Grundlage für den **fach- und bildungssprachlichen Wortschatz** im Schulalter. Da wir Worte in unserem Lexikon sowohl in Bezug auf die Bedeutung des Wortes als auch in Bezug auf die Laute des Wortes abspeichern, sollten Sie sich mit dem Kind bei neuen Wörtern darüber unterhalten, woher Sie das Wort/Ding kennen, wo Sie es schon einmal gehört oder gesehen haben, was man damit machen kann, was so ähnlich aussieht. So nehmen Sie die **Wortbedeutung** in den Blick:

- Was gehört dazu? – Sortierspiele (Was ist alles Obst? Was sind Tiere? usw.)
- Was gehört zusammen? – Sortierspiele, Puzzle, Rollenspiele (z. B. Welches Tier frisst was? Was hat alles Ecken? Was sieht braun aus?)
- Was braucht man alles in ...?
- Wörterraten/Pantomime
- Ich sehe was, was Du nicht siehst

Wichtig sind bei Kindern mit einer SES aber auch Überlegungen darüber, wie das neue Wort klingt, welchen Laut sie am Anfang/am Ende hören, wie viele Silben das Wort hat, welche Reimwörter es gibt. So nehmen Sie die **Wortform** in den Blick:

- Silben klatschen, stampfen
- Reimwörter finden: gehen, stehen, sehen, flehen ...
- Ich höre am Anfang ein /m/ wie in Marmelade, Mama, Maultasche, Motte ...
- Wörterraten – Mein Wort fängt mit /l/ an; Mein Wort hat drei Silben

Auch **Spiele,** in denen Wörter sehr oft erinnert, gesagt oder wiederholt werden müssen (Speicherung und Abruf), eignen sich für die Förderung des Wortschatzes. Beispiele sind **Memory** und **Kofferpacken**. Ebenso können Sie am Tag an verschiedenen Stellen (vor dem Mittagsschlaf, vor dem Abendessen, vor dem Ins-Bett-Gehen) mit den Kindern überlegen, was sie schon erlebt und gesehen haben. Auch so werden Wörter und Begriffe oft wiederholt und damit gespeichert und abgerufen. Eine weitere Möglichkeit in diesem

Bereich ist das Singen von **Liedern** zu bestimmten Themen. Auch durch sie werden die Worte oft wiederholt.

Entdecken Sie mit Spaß Sprache und Laute – Aufbau einer phonologischen Bewusstheit

Im Alter ab ca. 4 Jahren entwickeln Kinder die Fähigkeit, ein Wort nicht nur zu sprechen und zu wissen, was es bedeutet, sondern ihre Aufmerksamkeit auch bewusst auf die Laute (Phonologie) des Wortes zu richten. Sie können Fragen danach beantworten, welchen Laut sie am Anfang/am Ende des Wortes hören, wie viele Silben das Wort hat oder welche Reimwörter es gibt. Diese Fähigkeit **(phonologische Bewusstheit)** ist eine sogenannte metalinguistische Fähigkeit, da die Kinder über Sprache reflektieren und nachdenken können. Diese Fähigkeiten können neben den bereits aufgeführten Übungen zur Wortform auch durch **Lieder, Gedichte und Reime** gefördert werden. So wird beispielsweise im Lied „Auf der Mauer auf der Lauer sitzt die kleine Wanze" in jeder Wiederholung ein Laut der Wörter „Wanze" und „tanzen" weggelassen: „sitzt die kleine Wanze – Wanz – Wan – Wa – W" und es geht weiter: „schaut euch mal die Wanze – Wanz – Wan – Wa – W" an, wie die „Wanze – Wanz – Wan – Wa – W" „tanzen – tanz – tan – ta – t" kann. So kann die Lautstruktur entdeckt werden. Weitere Möglichkeiten sind Zungenbrecher, Wörterrätsel oder das Nachmachen von Tiergeräuschen sowie Gedichte, (Finger-)Reime und Abzählverse, in denen Reimwörter entdeckt werden können.

Lernen und Unterricht ist Kommunikation! – Morgenkreis, Gruppengespräch, Lernangebot – Sind alle auch sprachlich dabei?

Wenn Kinder in der Kita oder der Schule etwas erklärt bekommen oder etwas lernen sollen, so geschieht dies im **Gespräch** zwischen den Erzieher:innen bzw. den Lehrkräften und den Kindern. Das **Medium,** mit dem dies geschieht, ist die Sprache. Daher besteht die Gefahr, dass Kinder mit einer SES die Erklärungen nicht verstehen und so die neuen Dinge nicht wie die anderen Kinder lernen können. Daher sollte immer geprüft werden, ob die **Lernsituation** so gestaltet ist, dass auch das Kind mit einer SES alles verstehen und lernen kann. Dafür müssen durch die pädagogische Fachkraft mögliche sprachlich-kommunikative Barrieren erkannt und beseitigt werden. Diese können im

- **räumlichen und sozialen Kontext** bestehen (z. B. Sitzordnung – kann jede/r die Lehrkraft sehen und gesehen werden, Lautstärke im Raum, Entfernung der Kommunikationspartner:innen),

- im **lautsprachlichen Kontext** (z. B. Welche Worte werden verwendet? Sind sie alle bekannt? Müssen zur Unterstützung des Verstehens Bilder oder Gebärden eingesetzt werden?),
- im **medialen Kontext** (z. B. werden Arbeitsblätter, Schaubilder, Plakate, Bücher verwendet? Sind die Darstellungen eindeutig? Können sie verstanden werden?), oder
- im **Sachkontext** (Ist das Kind mit dem Thema vertraut? Hat es (sprachliches) Vorwissen?).

Weiterführende Literatur, Adressen und Informationen

Weiterführende Literatur

Bücher oder Zeitschriften, die sich zur vertiefenden Lektüre eignen, sind im Text durch Fußnoten oder Quellen im Text gekennzeichnet.

Ratgeber für Eltern und Erzieher:innen

Baker, C. (2014). A parent's and teacher's guide to bilingualism (4th Ed.). Multilingual Matters.

Beushausen, U. & Ehlert, H. (2014). Erfolgreiche Sprachförderung in der KiTa. Ein Ratgeber für pädagogische Fachkräfte. Schulz-Kirchner.

Beushausen, U. & Klein, S. (2015). Sprachförderung. Ein Ratgeber für Eltern (3. Aufl.). Schulz-Kirchner.

Buschmann, A. (2020). Einbezug der Eltern in die Sprachförderung. In S. Sachse, A.-K. Bockmann & A. Buschmann (Hrsg.), Sprachentwicklung. Entwicklung – Diagnostik – Förderung im Kleinkind- und Vorschulalter (S. 283–307). Springer.

Chilla, S. & Fox-Boyer, A. (2016). Zweisprachigkeit/Bilingualität. Ein Ratgeber für Eltern (2. Aufl.). Schulz-Kirchner.

Fox, A., Groos, I. & Schauß-Golecki, K. (2015). Kindliche Aussprachestörungen. Ein Ratgeber für Eltern, Erzieher, Therapeuten und Ärzte (3. Aufl.). Schulz-Kirchner.

Föllner, S. (2016). VED bei Kindern. Verbale Entwicklungsdyspraxie und kindliche Sprechapraxie. Ein Ratgeber für Eltern. Schulz-Kirchner.

Giel, B. (2015). Sprach- und Kommunikationsförderung bei Kindern mit Down-Syndrom. Ein Ratgeber für Eltern, pädagogische Fachkräfte, Therapeuten und Ärzte (2. Aufl.). Schulz-Kirchner.

Gebauer-Sesterhenn, B., Pulkkinen, A. & Edelmann, K. (2016). Die ersten 3 Jahre meines Kindes: Das umfassende Standardwerk zu Entwicklung, Gesundheit und Erziehung (5. Aufl.). Gräfe & Unzer.

Hachul, C. & Bauckmann, M. (2023). Late Talker: Späte Sprecher – Wenn zweijährige Kinder noch nicht sprechen. Ein Ratgeber (4. Aufl.). Schulz-Kirchner.

Mannhard, A. (2012). Sigmatismus (Lispeln). Ein Ratgeber für Eltern, erwachsene Betroffene, pädagogische Fachkräfte in Kita und Schule, Kinderärzte, Zahnärzte und Kieferorthopäden. Schulz-Kirchner.

Mayer, A. (2015). Schriftspracherwerbsstörungen. Ein Ratgeber für Therapeuten, Pädagogen und Eltern. Schulz-Kirchner.

Sallat, S., Hofbauer, C. & Jurleta, R. (2017). Inklusion an den Schnittstellen von Sprachlicher Bildung, Sprachförderung und Sprachtherapie. Expertise für das Deutsche Jugendinstitut. Deutsches Jugendinstitut.

Sallat, S. & Spreer, M. (2018). Wenn alltagsintegrierte Sprachbildung nicht reicht. Kinder mit sprachlichem Förderbedarf in der Kita. Kita Fachtexte 12. https://www.kita-fachtexte.de/fileadmin/Redaktion/Publikationen//KiTaFT_SallatSpreer_2018_wennalltagsintegrierteSprachbildung__01.pdf

Sallat, S. (2022). Sprachstörungen in Kita und Schule. Alltags- und unterrichtsintegrierte Intervention und Adaption. Spektrum Patholinguistik (15), 45–68.

Literatur für Therapeut:innen anderer Fachrichtungen sowie fachlich interessierte Leser:innen

Achhammer, B., Schröder, A. & Spreer, M. (2019). Pragmatisch-kommunikative Störungen bei Kindern. Ein Ratgeber für Fachpersonen aus Sprachtherapie/Logopädie, Schule und Kindertageseinrichtungen. Schulz-Kirchner.

Chilla, S. (2022). Kindliche Mehrsprachigkeit: Grundlagen – Störungen – Diagnostik (3. Aufl.). Ernst Reinhardt.

Kannengieser, S. (2023). Sprachentwicklungsstörungen. Grundlagen, Diagnostik und Therapie (5. Aufl.). Elsevier.

Kauschke, C. (2012). Kindlicher Spracherwerb im Deutschen. Verläufe, Forschungsmethoden, Erklärungsansätze. de Gruyter.

Mayer, A. & Ulrich, T. (2023). Sprachtherapie mit Kindern (2. Aufl.). Ernst Reinhardt.

Sachse, S., Bockmann, A.-K. & Buschmann, A. (Hrsg.) (2020). Sprachentwicklung. Entwicklung – Diagnostik – Förderung im Kleinkind- und Vorschulalter. Springer.

Sallat, S. & Schönauer-Schneider, W. (2015). Unterricht bei Kindern mit Sprach- und Kommunikationsstörungen. Sprache · Stimme · Gehör 2, 70–75.

Schulte-Busch, S. & Neitzel, I. (2021). Kindliche Erzählkompetenzen. Ein Ratgeber für Sprachtherapeut*innen und Pädagog*innen. Schulz-Kirchner.

Spreer, M. (2018). Diagnostik von Sprach- und Kommunikationsstörungen im Kindesalter. Ernst Reinhardt.

Wendlandt, W. (2017). Sprachstörungen im Kindesalter: Materialien zur Früherkennung und Beratung (8. Aufl.). Thieme.

Adressen/Websites

Um weitere Informationen zum Störungsbild zu erhalten, Therapeut:innen mit entsprechender Qualifikation zu finden, Ideen zur sprachlichen Unterstützung des Kindes für zu Hause zu bekommen etc., können zunächst die behandelnden Mediziner:innen kontaktiert werden. Aber auch die Berufsverbände der Sprachtherapeut:innen/Logopäd:innen/Sprachheilpädagog:innen in den deutschsprachigen Ländern stellen eine gute Anlaufstelle dar. Sie führen in der Regel Therapeut:innenverzeichnisse, sodass gezielt und regional nach entsprechenden Fachpersonen gesucht werden kann. Im Folgenden sind die Internetadressen der entsprechenden Anlaufstellen nach Ländern sortiert aufgeführt.

Berufsverbände & Fachgesellschaften

Deutschland

- Deutscher Bundesverband für Logopädie,
  www.dbl-ev.de
- Deutscher Bundesverband für akademische Sprachtherapie und Logopädie,
  www.dbs-ev.de
- Deutsche Gesellschaft für Sprachheilpädagogik,
  https://dgs-ev.de/aus-/fortbildung/unterstuetzungsangebote-in-den-bundeslaendern

Österreich

- Berufsverband der österreichischen Logopädinnen und Logopäden,
  www.logopaedieaustria.at
- Verband der LogopädInnen für Oberösterreich,
  www.logopaedie-ooe.at
- Österreichische Gesellschaft für Sprachheilpädagogik,
  www.sprachheilpaedagogik.at

Schweiz & Liechtenstein

- Schweizerische Arbeitsgemeinschaft für Logopädie,
  www.logopaedieschweiz.ch/sal
- Deutschschweizer Logopädinnen- und Logopädenverband,
  www.logopaedie.ch

Luxemburg

- Association Luxembourgeoise des Orthophonistes,
  www.alo.lu

Gesamter deutschsprachiger Raum

- Gesellschaft für interdisziplinäre Spracherwerbsstörungen und kindliche Sprachstörungen im deutschsprachigen Raum e. V.,
  www.giskid.eu

Einrichtungen für eine spezifische Diagnostik und Unterstützung im Bereich Sprache und Kommunikation

Deutschland

- Sozialpädiatrische Zentren: Deutsche Gesellschaft für Sozialpädiatrie und Jugendmedizin e. V.,
  www.dgspj.de/institution/sozialpaediatrische-zentren/
- Frühförderung: Vereinigung für interdisziplinäre Frühförderung (VIFF),
  www.viff-fruehfoerderung.de
- Unterstützungsangebote im Bereich Sprache und Kommunikation in den Bundesländern: Deutsche Gesellschaft für Sprachheilpädagogik,
  https://www.dgs-ev.de/aus-/fortbildung/unterstuetzungsangebote-in-den-bundeslaendern

Österreich

- Sozialpädiatrische & Entwicklungsneurologische Beratungs- und Behandlungsstätten: Verantwortung und Kompetenz für besondere Kinder und Jugendliche,
  https://www.vkkj.at/
- Frühförderung: Informationen sind bei den Sozialabteilungen der jeweiligen Landesregierungen erhältlich
- Sprachheil- & Sonderpädagogische Einrichtungen:
  https://www.oesterreich.gv.at/themen/menschen_mit_behinderungen/sonstige_informationen___behinderung/Seite.1620002.html#Integrationskindergaerten
- Wiener Sprachheilschule,
  www.sprachheilschule.at

Schweiz & Liechtenstein

- Frühförderung: Berufsverband Heilpädagogische Früherziehung (BVF),
  www.frueherziehung.ch
- Heilpädagogisches Zentrum des Fürstentums Liechtenstein,
  www.hpz.li

Luxemburg

- Logopädisches und Sprachheilpädagogisches Zentrum: Centre de Logopédie, www.logopedie.lu

Gesamter deutschsprachiger Raum

- www.kindersprache.org
  Diese Informationsplattform richtet sich explizit an Eltern von Vorschulkindern, die sich über Sprache und die kindliche Sprachentwicklung informieren möchten. Neben einer kurzen Beschreibung der Sprachentwicklung in den ersten sechs Lebensjahren finden sich auch Informationen zum Thema Mehrsprachigkeit, Diagnostik, Förderung und Therapie. Die Website ist im Rahmen einer Kooperation der Kinder- und Jugendhilfe Oberösterreich sowie Mitarbeiter:innen der Neurologisch linguistischen Ambulanz des Konventhospitals der Barmherzigen Brüder Linz entstanden.

- www.giskid.eu
  Auf der Website der GISKID e. V. entsteht zurzeit ein Informationsportal zur kindlichen Sprachentwicklung und ihren Störungen, das Informationen und Materialien (z. B. Quiz, Videos, Podcasts) für betroffene Eltern sowie sprachtherapeutische, pädagogische und medizinische Fachkräfte zur Verfügung stellt. Ebenso finden sich auf den Seiten der GISKID Ankündigungen und Informationen zu Aktivitäten aus dem deutschsprachigen Raum, die am jährlichen Tag der Sprachentwicklungsstörungen (Mitte Oktober) stattfinden. Dies sind im Schwerpunkt lokale Aktionen, die dazu dienen, in der Öffentlichkeit (z. B. Radio, Fernsehen, auf Social Media, in der Fußgängerzone) über SES aufzuklären und interessierten Personen die Möglichkeit zu geben, direkt mit Expert:innen in den Austausch zu kommen. International finden sich Informationen zum Tag der SES (engl. DLDday) auf der Internetseite der Kampagne RADLD (Raising awareness of Developmental Language Disorder; www.radld.org).

| Literaturverzeichnis

Achhammer, B., Büttner, J., Sallat, S. & Spreer, M. (2016). Pragmatische Störungen im Kindes- und Erwachsenenalter (Forum Logopädie, 1. Auflage). Stuttgart, New York: Georg Thieme Verlag.

Achhammer, B., Schröder, A. & Spreer, M. (2019). Pragmatisch-kommunikative Störungen bei Kindern. Ein Ratgeber für Fachpersonen aus Sprachtherapie/Logopädie, Schule und Kindertageseinrichtungen (Ratgeber für Angehörige, Betroffene und Fachleute, 1. Auflage). Idstein: Schulz-Kirchner.

Beushausen, U. & Klein, S. (2015). Sprachförderung. Ein Ratgeber für Eltern (Ratgeber für Angehörige, Betroffene und Fachleute, 3., überarb. Aufl.). Idstein: Schulz-Kirchner.

Bishop, D. V., North, T. & Donlan, C. (1995). Genetic basis of specific language impairment: evidence from a twin study. Developmental Medicine and Child Neurology, 37(1), 56–71.

Buschmann, A. (2017). Heidelberger Elterntraining frühe Sprachförderung. HET Late talkers (3. [komplett überarb.] Aufl.). München: Elsevier. Verfügbar unter: http://shop.elsevier.de/978-3-437-44497-5

Chilla, S. & Fox-Boyer, A. (2016). Zweisprachigkeit/Bilingualität (Ratgeber für Angehörige, Betroffene und Fachleute, 2., überarb. Aufl.). Idstein: Schulz-Kirchner.

Clegg, J., Hollis, C., Mawhood, L. & Rutter, M. (2005). Developmental language disorders – a follow-up in later adult life. Cognitive, language and psychosocial outcomes. Journal of Child Psychology and Psychiatry, 46(2), 128–149.

DGPP (Hrsg.). (2022). Therapie von Sprachentwicklungsstörungen. Interdisziplinäre S3-Leitlinie. AWMF-Registernr.: 049-015. Verfügbar unter: https://register.awmf.org/de/leitlinien/detail/049-015

Duff, D., Tomblin, J. B. [J. Bruce] & Catts, H. (2015). The influence of reading on vocabulary growth. A case for a Matthew Effect. Journal of Speech, Language, and Hearing Research, 58(3), 853–864.

Fox-Boyer, A. (2022). P.O.P.T. Psycholinguistisch orientierte Phonologie-Therapie. Therapiehandbuch (4. Aufl.). Idstein: Schulz-Kirchner Verlag.

Fox-Boyer, A., Groos, I. & Schauss-Golecki, K. (2015). Kindliche Aussprachestörungen. Ein Ratgeber für Eltern, Erzieher, Therapeuten und Ärzte (Ratgeber für Angehörige, Betroffene und Fachleute, 3., überarb. Aufl.). Idstein: Schulz-Kirchner.

Fox-Boyer, A. & Neumann, S. (2017). Aussprachestörungen. In A. Mayer & T. Ulrich (Hrsg.), Sprachtherapie mit Kindern (utb Sprachtherapie, Bd. 8714, S. 14–84). München: Ernst Reinhardt Verlag.

Hachul, C. & Bauckmann, M. (2023). Late Talker – Späte Sprecher. Wenn zweijährige Kinder noch nicht sprechen (Ratgeber für Angehörige, Betroffene und Fachleute, 4., überarb. Aufl.). Idstein: Schulz-Kirchner.

Håkansson, G., Salameh, E.-K. & Nettelbladt, U. (2003). Measuring language development in bilingual children. Swedish-Arabic children with and without language impairment. Linguistics, 41(2), 255–288.

Howell, J. & Dean, E. (1991). Treating phonological disorders in children. Metaphon – Theory to practice. London: Whurr.

Jahn, T. (2007). Phonologische Störungen bei Kindern. Diagnostik und Therapie. Stuttgart: Thieme.

Kannengieser, S. (2019). Sprachentwicklungsstörungen. Grundlagen, Diagnostik und Therapie [Nachdr.]. München: Elsevier Urban & Fischer.

Kauschke, C. (2012). Kindlicher Spracherwerb im Deutschen. Verläufe, Forschungsmethoden, Erklärungsansätze (Germanistische Arbeitshefte, Bd. 45). Berlin: de Gruyter.

Kauschke, C., Lüke, C., Dohmen, A., Haid, A., Leitinger, C., Männel, C. et al. (2023). Delphi-Studie zur Definition und Terminologie von Sprachentwicklungsstörungen. Eine interdisziplinäre Neubestimmung für den deutschsprachigen Raum. Logos, 31, 84–102.

Kauschke, C. & Siegmüller, J. (2016). Materialien zur Therapie nach dem Patholinguistischen Ansatz (PLAN). Lexikon und Semantik. München: Elsevier, Urban & Fischer.

Kauschke, C. & Siegmüller, J. (Hrsg.). (2019). Materialien zur Therapie nach dem Patholinguistischen Ansatz (PLAN). Phonologie (1. Aufl.). München: Elsevier, Urban & Fischer.

Knighton, T. & Bussière, P. (2006). Educational outcomes at age 19 associated with reading ability at age 15. Canadian Electronic Library.

Law, J., Rush, R., Schoon, I. & Parsons, S. (2009). Modeling developmental language difficulties from school entry into adulthood: literacy, mental health, and employment outcomes. Journal of Speech, Language, and Hearing Research, 52(6), 1401–1416.

Lewis, B. A. & Thompson, L. A. (1992). A study of developmental speech and language disorders in twins. Journal of Speech and Hearing Research, 35(5), 1086–1094.

Lüke, C., Gremplewski, K. & Ritterfeld, U. (2017). Analyse der lexikalischen Entwicklungen im zweiten Lebensjahr zur Identifikation von Sprachentwicklungsverzögerungen. Sprache · Stimme · Gehör, 41(1), 44–51.

Lüke, C., Kauschke, C., Dohmen, A., Haid, A., Leitinger, C., Männel, C., Penz, T., Sachse, S., Scharff Rethfeldt, W., Spranger, J., Vogt, S., Niederberger, M. & Neumann, K. (2023). Definition and terminology of developmental language disorders – Interdisciplinary consensus across German-speaking countries. PLoS ONE 18(11): e0293736. https://doi.org/10.1371/journal.pone.0293736

Lüke, C., Ritterfeld, U., Grimminger, A., Rohlfing, K. J. & Liszkowski, U. (2020). Integrated communication system. Gesture and language acquisition in typically developing children and children with LD and DLD. Frontiers in Psychology, 11, 118.

Lüke, C., Starke, A. & Ritterfeld, U. (2020). Sprachentwicklungsdiagnostik bei mehrsprachigen Kindern. In S. Sachse, A.-K. Bockmann & A. Buschmann (Hrsg.), Sprachentwicklung. Entwicklung, Diagnostik, Förderung im Kleinkind- und Vorschulalter (S. 221–238). Berlin: Springer.

Lüke, C. & Vock, S. (2019). Unterstützte Kommunikation bei Kindern und Erwachsenen (Praxiswissen Logopädie, [1. Aufl.]. Berlin: Springer.

Motsch, H.-J. (2017). Kontextoptimierung. Evidenzbasierte Intervention bei grammatischen Störungen in Therapie und Unterricht. München: Ernst Reinhardt.

Motsch, H.-J., Marks, D.-K. & Ulrich, T. (2015). Wortschatzsammler. Evidenzbasierte Strategietherapie lexikalischer Störungen im Kindesalter. München: Ernst Reinhardt.

Motsch, H.-J. & Riehemann, S. (2017). Grammatische Störungen. In A. Mayer & T. Ulrich (Hrsg.), Sprachtherapie mit Kindern (utb Sprachtherapie, Bd. 8714, S. 151–226). München: Ernst Reinhardt Verlag.

Niebuhr-Siebert, S. (2012). Sprachentwicklungsstörungen. In S. Niebuhr-Siebert & U. Wiecha (Hrsg.), Kindliche Sprach-, Sprech-, Stimm- und Schluckstörungen. Gezielte Elternberatung (1. Aufl., S. 59–84). München: Urban & Fischer.

Norbury, C. F., Gooch, D., Wray, C., Baird, G., Charman, T., Simonoff, E. et al. (2016). The impact of nonverbal ability on prevalence and clinical presentation of language disorder: evidence from a population study. Journal of Child Psychology and Psychiatry, 57(11), 1247–1257.

Paradis, J., Crago, M., Genesee, F. & Rice, M. (2003). French-English bilingual children with SLI: how do they compare with their monolingual peers? Journal of Speech, Language, and Hearing Research, 46(1), 113–127.

Peña, E. D., Bedore, L. M., Shivabasappa, P. & Niu, L. (2020). Effects of divided input on bilingual children with language impairment. International Journal of Bilingualism, 24(1), 62–78.

Ritterfeld, U. & Lüke, C. (2013). Mehrsprachen-Kontexte 2.0. Erfassung der Inputbedingungen von mehrsprachig aufwachsenden Kindern. Verfügbar unter: http://dx.doi.org/10.17877/DE290R-5716

Rohlfing, K. J. (2019). Frühe Sprachentwicklung (utb. sprachwissenschaft, Pädagogik, Psychologie, Bd. 4783). Tübingen: Narr Francke Attempto Verlag.
Sallat, S. (2022). Sprachstörungen in Kita und Schule. Alltags- und unterrichtsintegrierte Intervention und Adaption. Spektrum Patholinguistik, (15), 45–68.
Sallat, S., Hofbauer, C. & Jurleta, R. (2017). Inklusion an den Schnittstellen von sprachlicher Bildung, Sprachförderung und Sprachtherapie (WiFF Expertisen, Bd. 50).
Sallat, S. & Siegmüller, J. (2016). Interdisziplinäre Kooperation in verschiedenen Institutionen. In M. Grohnfeldt (Hrsg.), Kompendium der akademischen Sprachtherapie und Logopädie. Band 1: Sprachtherapeutische Handlungskompetenzen (S. 247–265). Kohlhammer.
Sallat, S. & Spreer, M. (2017). Pragmatische Störungen. In A. Mayer & T. Ulrich (Hrsg.), Sprachtherapie mit Kindern (utb Sprachtherapie, Bd. 8714, S. 227–298). München: Ernst Reinhardt Verlag.
Sallat, S. & Spreer, M. (2018). Pragmatisch-kommunikative Fähigkeiten in der Schule fördern. In T. Jungmann, B., Gierschner, M., Meindl & S. Sallat (Hrsg.), Sprach- und Bildungshorizonte. Wahrnehmen – Beschreiben – Erweitern (Sprachheilpädagogik aktuell, Band 3, 1. Auflage, S. 346–354). Idstein: Schulz-Kirchner Verlag.
Siemons-Lühring, D., Euler, H. A., Mathmann, P., Suchan, B. & Neumann, K. (2021). The effectiveness of an integrated treatment for functional speech sound disorders – a randomized controlled trial. Children, 8(21), 1190. doi: 10.3390/children8121190
Spreer, M. (2018). Diagnostik von Sprach- und Kommunikationsstörungen im Kindesalter. Methoden und Verfahren (utb-studi-e-book, Bd. 4946, 1. Aufl.). Stuttgart: UTB GmbH; Reinhardt.
Stanat, P., Rauch, D. & Segeritz, M. (2010). Schülerinnen und Schüler mit Migrationshintergrund. In E. Klieme, C. Artelt, J. Hartig, N. Jude, O. Köller, M. Prenzel et al. (Hrsg.), PISA 2009. Bilanz nach einem Jahrzehnt (S. 200–230). Münster: Waxmann.
Suchodoletz, W. von, Kademann, S. & Tippelt, S. (2009). Sprachbeurteilung durch Eltern. Kurztest für die U7a (SBE-3-KT). Verfügbar unter: https://www.ph-heidelberg.de/fileadmin/wp/wp-sachse/SBE-3-KT/SBE-3-KT.pdf
Suchodoletz, W. von & Sachse, S. (2009). Sprachbeurteilung durch Eltern. Kurztest für die U7 (SBE-2-KT). Verfügbar unter: https://www.ph-heidelberg.de/fileadmin/wp/wp-sachse/SBE-2-KT/SBE-2-KT.pdf
Tomas, E. & Vissers, C. (2018). Behind the scenes of developmental language disorder. Time to call neuropsychology back on stage. Frontiers in Human Neuroscience, 12, 517.
Tomblin, J. B. & Buckwalter, P. R. (1998). Heritability of poor language achievement among twins. Journal of Speech, Language, and Hearing Research, 41(1), 188–199.
Ulrich, T. (2017a). Grammatikerwerb und grammatische Störungen im Kindesalter. Ergebnisse des Forschungsprojekts GED 4-9 und ihre Implikationen für sprachdiagnostische und -therapeutische Methoden. Verfügbar unter: https://kups.ub.uni-koeln.de/9011/
Ulrich, T. (2017b). Lexikalische Störungen. In A. Mayer & T. Ulrich (Hrsg.), Sprachtherapie mit Kindern (utb Sprachtherapie, Bd. 8714, S. 85–150). München: Ernst Reinhardt Verlag.
Van Riper, C. (1963). Speech correction. Principles and methods. Englewood Cliffs: Prentice Hall.
Weinert, S. & Grimm, H. (2012). Sprachentwicklung. In W. Schneider & U. Lindenberger (Hrsg.), Entwicklungspsychologie (7., vollständig überarb. Aufl., 445–470). Weinheim, Basel: Beltz.
World Health Organization (2007). International Classification of Functioning, Disability and Health. Children & Youth Version. Genf: WHO PRESS.